몸이
예전 같지 않아,
나만 그래?

● 일러두기

• 이 책에서 알려 주는 것들이 질병의 해답이나 정답은 아닙니다. 나이를 먹으면서 준비도 없이 닥쳐온 질병과 맞닥뜨렸을 때 드는 불안감이나 두려움을 조금이라도 줄일 수 있도록 정보를 제공하는 것일 뿐입니다.

• 이 책에서 언급되는 질병과 관련한 신호가 몸에 나타난다고 해서 해당 질병에 걸린 것은 아닙니다. 의사가 아닌 일반인이 그 증상이 의미하는 바를 정확하게 판단하기란 쉽지 않습니다. 특정 증상이 지속되거나 호전되지 않는다면 의료 전문가와 상담해 보실 것을 권합니다.

OTONA JOSHI WA MINOGASANAI! FUCHO WO SHIRASERU KARADA SIGN ZUKAN

written by Takafumi Kudo in collaboration with Aki Kudo

Copyright © Takafumi Kudo 2021

All rights reserved.

Original Japanese edition published by WAVE Publishers Co., Ltd.

Korean translation copyright © 2022 by DongYangbooks CO., Ltd.

This Korean edition published by arrangement with WAVE Publishers Co., Ltd., Tokyo,

through HonnoKizuna, Inc., Tokyo, and Danny Hong Agency

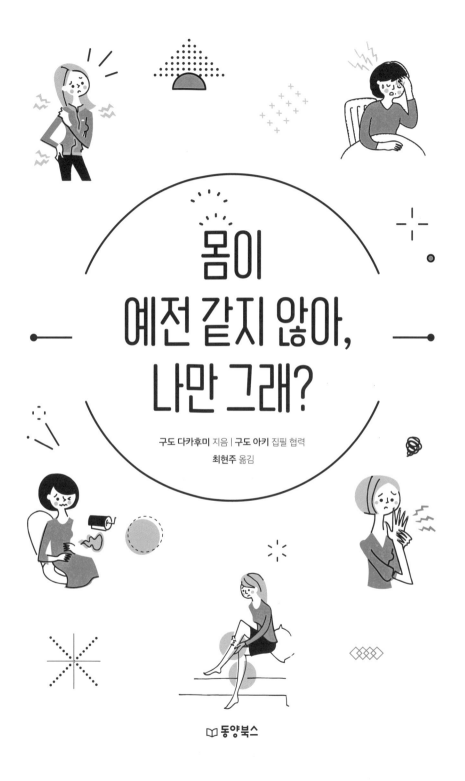

몸이
예전 같지 않아,
나만 그래?

구도 다카후미 지음 | **구도 아키** 집필 협력

최현주 옮김

동양북스

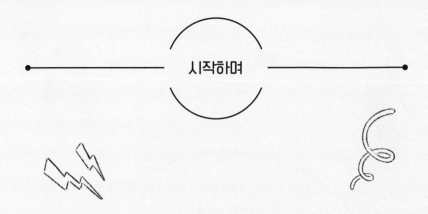

시작하며

일, 가사, 육아 등으로 여성들은 하루하루가 바쁩니다. 그러다 보니 자신도 모르는 사이에 피로와 스트레스를 쌓아 두고, 자신의 몸에 부담을 주고 있는지도 모릅니다.

그러니 여러분, 매일 자신의 몸과 마주하며, 별일 아니라 간과했던 증상은 없는지 내 몸이 보내는 신호에 주의를 기울여 보세요.

이유 없이 늘 나른하거나 가슴이 두근거리거나 숨이 차지 않나요? 정서 불안이 생기고 피부도 거칠어지지 않았나요? 불안, 변비, 냉증, 부종 같은 증상을 소소하고 일상적인 거라고 딱히 신경 쓰지 않은 채 넘기지는 않았나요?

물론 위의 증상들은 질병이라 부를 정도로 심각하지는 않습니다. 그러나 이런 소소함을 내버려 두다 큰 병에 걸리거나 고질적 질환에 걸린 환자분이 의외로 많습니다. 실제로 저희 병원에 오시는 분들에게 그런 사례를 많이 보았고요. 이를 가볍게 여기지 말라고 저는 꼭 여러분께 말씀드리고 싶네요.

이처럼, 내 몸이 보내는 신호란 내 몸 어딘가가 삐걱거린다고 알려 주는 알람과 같습니다. 이 신호를 소홀히 하지 말고, 하나하나 적절히 대처해야 큰 병을 예방하고, 진정한 의미의 건강과 건강한 하루하루를 누릴 수 있습니다.

이 책은 여성 몸에 일어날 수 있는 가벼운 증상에서 심각한 증상까지, 손이나 발처럼 인체를 부분부분 나누어 가능한 한 세세하게 소개해 드립니다. 증상이 일어나는 원인이나 증상으로 이어질 수 있는 대표적 질병과 셀프케어와 관련한 조언도 함께 안내하고 있습니다.

물론 해당 질병과 관련한 신호가 내 몸에 나타난다고 해서 그 질병에 걸린 것은 아닙니다. 의사가 아닌 일반인이 그 증상이 의미하는 바를 정확히 판단하기란 어려우니까요. 책에 쓰인 증상이 내게도 나타난다면 우선은 전문의에게 진찰받아 볼 것을 추천합니다.

그리고 평소 생활 습관을 개선하고, 셀프케어를 했는데도 증상이 나아지지 않거나 더 심해진다면 큰 질병으로 이어질 수 있습니다. 이때는 참거나 '곧 나으려니' 하고 넘기지 말고 반드시 의사와 상담해 보세요.

부디 이 책이 여러분의 몸이 보내는 신호에 주의 깊게 반응하고 대처하는 데 도움이 되었으면 합니다.

구도 다카후미

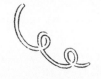

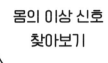

몸의 이상 신호
찾아보기

COLUMN 내 몸의 원기를 되찾아 주는 원 포인트 어드바이스 ❷

제 3 장 상반신

COLUMN 내 몸의 원기를 되찾아 주는 원 포인트 어드바이스 **3**

제 4 장 하반신

이 책을 이렇게 활용하세요!

이 책은 하루하루 열심히 바쁘게 사는 당신이, 무심코 놓치거나 못 본 척한 몸의 신호를 좀 더 쉽고 기민하게 알아챌 수 있도록 머리, 얼굴, 상반신, 하반신, 마음(심리적 요인) 등 신체 부위별로 분류했습니다.

몸 상태가 나빠지지 않도록 아무리 내 몸을 건강히 관리해도, 질병에서 완벽히 내 몸을 보호하기란 불가능합니다. 아플 때는 아픈 법이니까요.

이 책이 여러분의 소중한 몸이 보내는 소리에 집중하는 계기가 되길 바랍니다.

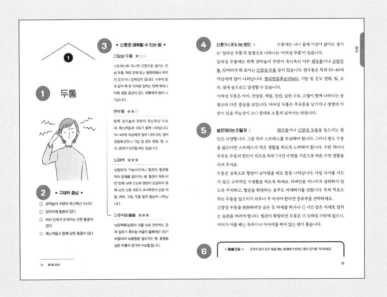

1 **몸의 신호**

증상을 신체 부위별로 구분해 몸의 신호를 쉽게 찾아볼 수 있습니다.

2 **구체적 증상**

몸의 신호를 구체적으로 이미지화할 수 있도록 증상을 자세히 설명하고 있습니다.

3 **신호로 예측할 수 있는 질병**

신호로 예측할 수 있는 주요 질병을 알려 드립니다. 그리고 별점을 매기듯 '★가벼움/ ★★ 가볍지도 심각하지도 않음/ ★★★ 심각함'으로 심각한 정도를 분류했습니다. 다만 '반드시 이 병이다' 혹은 '내버려 두면 반드시 이 병에 걸린다'라는 의미는 아닙니다.

4 **신호가 나타나는 원인**

신호의 구체적 설명과 함께 몸이 보내는 신호가 나타나는 원인을 외적 요인이나 생활 습관 등에서 설명하고 있습니다. 또 ③에서 언급한 병명 외에도 걸릴 수 있는 질병을 제시하기도 합니다.

5 **셀프케어는 이렇게**

증상을 낫게 해 몸이 더는 신호를 보내지 않도록 하거나, 좀 더 몸을 편하게 하는 힌트, 생활 습관을 개선할 수 있는 좋은 팁 등을 소개합니다. 혹 좀처럼 증상이 호전되지 않거나, 그 때문에 불편함을 참을 수 없다면 빨리 의사의 진찰을 받으세요.

6 **+ 알쓸건상 +** (알아 두면 쓸데 있는 건강 상식)

일상생활에서 조금은 도움이 되는 건강과 미용 토막 지식을 알려 드립니다. 가벼운 마음으로 읽으시고, 내 몸에 잘 맞겠다 싶은 지식이 있다면 응용해 보세요.

이 책에서 알려 주는 것들이 질병의 해답이나 정답은 아닙니다. 그러나 준비도 없이 닥쳐온 질병과 맞닥뜨렸을 때 드는 불안함과 두려움은 어떤 말로도 설명할 수 없습니다. 이 책은 그 불안감을 조금이라도 줄일 수 있게 도움을 줄 것입니다.

내 몸이 보내는 이상 신호
미루고 내버려 두다가는 큰일 날 수 있습니다.

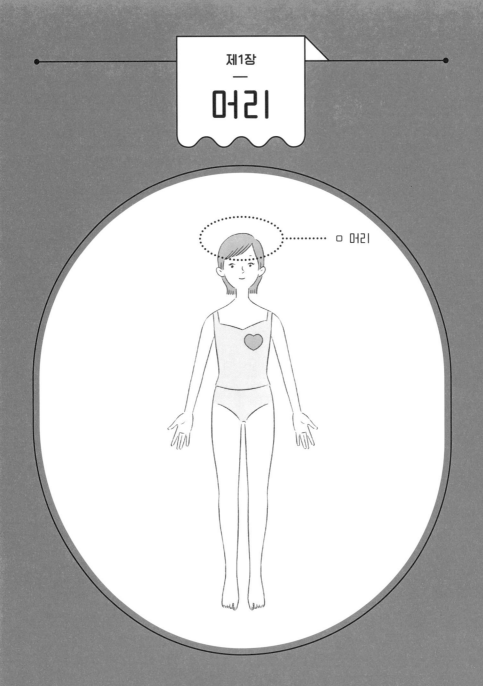

□ 머리

머리에 발생하는 문제는 대개 뇌, 두피, 모발에 있습니다. 통증이 있고, 외형에도 변화가 생기지요. 머리가 보내는 신호 중에는 스스로 알아차리기 쉬운 증상도 많습니다. 그러니 신호가 왔을 때 이를 내버려 두지 않고, 직시하는 태도가 중요합니다.

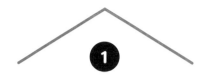

두통

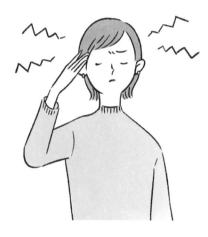

● 구체적 증상 ●

☐ 관자놀이 주변이 욱신욱신 쑤신다

☐ 뒷머리에 통증이 있다

☐ 머리 전체가 쪼개지는 듯한 통증이 있다

☐ 메스꺼움과 함께 강한 통증이 있다

● 신호로 예측할 수 있는 병 ●

긴장성 두통 ★☆☆

스트레스와 지나친 긴장으로 생기는 만성 두통. 머리 전체 또는 뒷머리에서 목까지 조이거나 압박감이 듭니다. 사무직 등과 같이 쭉 한 자세로 일하는 탓에 목이나 어깨 결림 증상이 있는 분들에게 많이 나타납니다.

편두통 ★★☆

한쪽 관자놀이 주변이 욱신욱신 아프며, 메스꺼움과 구토가 함께 나타납니다. 30~40대 여성에게 많이 나타나며, 생리 전증후군이나 기압 및 온도 변화, 빛, 소리, 냄새가 요인일 때도 있습니다.

뇌경색 ★★★

뇌혈관이 가늘어지거나 혈전이 혈관을 막아 장애를 일으키는 병. 혈관이 막혀 버린 탓에 뇌에 산소와 영양이 도달하지 못해 뇌의 신경 세포가 괴사하면서 손발 저림, 마비, 구토, 두통 등의 증상이 나타납니다.

지주막하출혈 ★★★

뇌동맥류(심장의 피를 뇌로 운반하는 동맥 일부가 혹처럼 부풀어 불룩해진 것)가 파열되어 뇌출혈을 일으키는 병. 출혈로 심한 두통이 생기며 구토를 합니다.

신호가 나타나는 원인 >

두통에는 뇌나 몸에 이상이 없어도 생기는 '일차성 두통'과 질병으로 나타나는 '이차성 두통'이 있습니다.

일차성 두통에는 한쪽 관자놀이 주변이 욱신욱신 아픈 <u>편두통</u>이나 <u>군발두통</u>, 뒷머리가 꽉 조이는 <u>긴장성 두통</u> 등이 있습니다. 편두통은 특히 30~40대 여성에게 많이 나타납니다. <u>생리전증후군(PMS)</u>, 기압 및 온도 변화, 빛, 소리, 냄새 등으로도 발생할 수 있습니다.

이차성 두통은 마비, 건망증, 저림, 경련, 심한 구토, 고열이 함께 나타나는 등 평소와 다른 증상을 보입니다. 이차성 두통은 후유증을 남기거나 생명에 지장이 있을 가능성이 크니 절대로 소홀히 넘겨서는 안됩니다.

셀프케어는 이렇게 >

편두통이나 긴장성 두통을 일으키는 원인은 다양합니다. 그중 특히 스트레스를 조심해야 합니다. 그러니 평소 두통을 앓는다면 스트레스가 적은 생활을 하도록 노력해야 합니다. 수면 과다나 부족도 두통의 원인이 되므로 하루 7시간 수면을 기준으로 바른 수면 생활을 지켜 주세요.

두통은 공복으로 혈당이 낮아졌을 때도 종종 나타납니다. 아침 식사를 거르지 말고 규칙적인 식생활을 하도록 하세요. 카페인을 지나치게 섭취하지 않도록 주의하고, 혈관을 확장하는 음주도 자제하기를 권합니다. 특히 적포도주는 두통을 일으키기 쉬우니 꼭 마셔야 한다면 증류주를 선택하세요.

긴장성 두통을 완화하려면 굽은 등 자세를 하거나 긴 시간 같은 자세로 일하는 습관을 버려야 합니다. 혈관이 확장되면 두통은 더 심해질 수밖에 없으니, 머리가 아플 때는 목욕이나 마사지를 하지 않는 편이 좋습니다.

✦ **알쏠건상** ✦   도저히 잠이 오지 않을 때는 침대에서 벗어나 잠이 오기를 기다리세요.

15

현기증

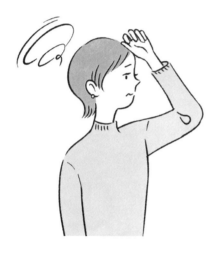

● 구체적 증상 ●

☐ 눈앞이 빙글빙글 돈다

☐ 머리가 빙빙 도는 듯하다

☐ 앉았다 일어날 때 눈앞이 핑 돈다

☐ 주변이 움직이는 듯하다

● 신호로 예측할 수 있는 병 ●

양성자세현훈(이석증) ★★☆

귓속의 이석(귀 가운데 안쪽에 있는 뼛조각)이 반고리관에 파고드는 병. 자세를 감지하는 신경을 이석이 지나치게 자극해 주위가 자신을 둘러싸며 돌아가는 듯한 회전성 어지럼증을 일으킵니다. 사무직 등 긴 시간 한 자세를 유지하는 분들에게 쉽게 나타납니다.

메니에르병 ★★☆

귀의 림프액이 늘어나 물집이 잡히는 병. 회전성 어지럼증, 이명, 귀가 막힌 듯 먹먹한 느낌, 난청, 메스꺼움, 구토 등과 같은 증세가 나타납니다. 발작적, 반복적으로 일어나는 게 특징입니다.

돌발성 난청 ★★☆

어떠한 이유로 내이(속귀)에 장애가 생겨 갑자기 난청이 되는 병. 대개 한쪽 귀에만 증상이 나타나며, 이명, 현기증, 귀에 뭔가가 꽉 찬 듯한 느낌이 듭니다.

추골뇌저동맥순환부전증 ★★☆

뇌로 이어진 중요한 혈관인 추골동맥의 혈류량이 한꺼번에 줄어 뇌에 혈액이 부족해지는 병. 현기증, 마비, 실신 등의 증상이 나타납니다.

신호가 나타나는 원인 ＞

현기증은 자신과 주변이 빙글빙글 도는 듯한 회전성 현기증, 부유하는 듯한 부동성 현기증, 앉았다가 일어나면 생기는 실신형 현기증으로 분류할 수 있습니다.

현기증은 귀나 뇌 질환, 그 외의 원인으로도 발생할 수 있습니다. 귓병으로는 양성자세현훈이나 메니에르병이 많고, 돌발성 난청 등도 많이 찾아볼 수 있습니다. 뇌 질환에는 추골뇌저동맥순환부전증, 뇌간경색, 소뇌출혈 등이 있으며, 특히 회전성 현기증과 부동성 현기증은 뇌 질환이 원인일 때가 많습니다.

기타 원인은 앉았다 일어나면서 생기는 현기증 즉 기립성 저혈압, 부정맥 같은 심장 질환, 미주신경반사, 빈혈, 심인성(어떤 병이나 증상 등이 심리적 원인으로 생기는 특성) 등이 있을 수 있습니다. 생활에 지장을 주거나 빈번하게 증상이 나타난다면 반드시 의사와 상담해 보세요.

셀프케어는 이렇게 ＞

현기증과 관련된 반고리관은 스트레스, 피로, 수면 부족에 영향받기 쉬우며, 과민하게 반응하여 현기증을 일으킵니다. 현기증을 일으키는 메니에르병도 스트레스, 심신 피로, 수면 부족으로 발생하기 쉬우니 심신에 부담이 적은 생활을 하도록 노력하세요.

스트레스를 줄이고, 규칙적인 생활을 하면서 균형 잡힌 식사를 하고, 스트레칭과 운동을 생활화하고, 적절한 수면 시간을 유지해도 증상을 완화할 수 있습니다.

현기증은 반복되거나, 한 번 나았어도 재발하는 예가 많습니다. 힘들다면 참지 말고 의사의 진찰을 받으세요. 혹 사물이 두 개로 보이고 손발이 저리는 등의 증상이 동반된다면 심각한 병이 의심되니 신속히 병원에 가 보시고요.

✚ **알쏠건상** ✚　　피곤할수록 가벼운 운동을 하세요.

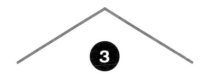

3

탈모

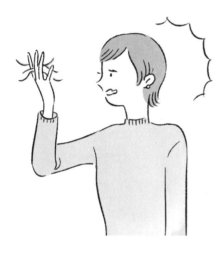

원형 탈모증 ★☆☆

스트레스 등 심신 부담이 두피에 나쁜 영향을 미쳐 원형으로 탈모가 생기는 병. 임신이나 출산 후의 호르몬 변동으로도 나타납니다.

산후 탈모증 ★☆☆

여성 호르몬이 변화를 겪은 탓에 출산 전후로 생기는 일시적 탈모증. 탈모가 심해지고, 모발이 가늘어지는 등의 증상이 나타납니다. 대개 시간이 지나면 호전됩니다.

안드로겐성 탈모증(FAGA) ★★☆

여성호르몬과 남성호르몬 분비량이 변화하면서 생기는 탈모증. 전체적으로 숱이 적어지고 정수리가 드러나거나 모발이 가늘어지는 등의 증상이 나타납니다.

확산성 탈모증 ★★☆

두피 전체 광범위한 영역에서 숱이 적어지는 탈모증. 여성에게 많이 나타나며 특히 정수리 부분의 숱이 적어집니다.

• 구체적 증상 •

☐ 두피 일부분에서 머리카락이 빠진다

☐ 두피 전체에서 고르게 머리카락이 빠져 숱이 적어진다

신호가 나타나는 원인 >　　　　탈모에는 크게 두 가지 요인이 있습니다. 모발 성장 주기에 따른 자연스러운 탈모와 영양 부족, 두피 혈액 순환 불량으로 미처 성장하기 전에 일어나는 탈모지요.

후자는 스트레스, 심한 다이어트, 수면 부족, 불규칙한 생활 습관, 과도한 피지 분비, 자외선이 원인인 두피 손상, 대사 불량, 자율 신경 기능 이상 등 다양한 원인으로 나타납니다. 또한, 염색, 탈색, 파마 등 화학 물질 자극이나 드라이, 빗질 등 외적 자극으로 탈모가 촉진될 수도 있습니다.

특히 여름에는 자외선 손상을 피치 못하게 받고, 땀이나 피지가 모공을 막아 세균이 번식하기 쉬운 상태가 되어 탈모 증상이 심해집니다. 더욱이 여름 더위가 원인인 영양 부족과 찬 음식을 많이 먹는 생활 습관의 고착은 모발 약화를 유도해 머리카락이 가늘어지고 빠지는 증상이 더 심해집니다.

셀프케어는 이렇게 >　　　　머리카락이 많이 빠진 것 같다면, 생활 습관부터 바꾸어야 합니다. 스트레스가 많은 생활이나 영양 불균형, 수면 부족, 불규칙한 생활 등을 개선해 자율 신경의 균형을 맞추세요.

두피가 굳는 것도 모발 영양 부족의 원인이 되므로 머리를 감을 때 두피를 부드럽게 마사지해 주는 습관을 들이세요. 피지 분비가 많아 두피가 끈적거린다면 청결하게 유지하는 노력을 게을리해서는 안 됩니다. 지방질을 과다 섭취하지 않는지도 점검해 보세요. 대사 불량도 탈모의 원인이 되므로 올바른 운동 습관을 기르는 데도 유의해야 합니다.

모발은 하루 평균 50~70가닥, 가을에는 200~300가닥 정도 빠집니다. 머리를 감을 때나 일상생활에서 머리카락이 그 이상 빠진다면, 두피 트러블이 있다는 증거입니다. 이럴 때는 꼭 피부과 의사와 상담하세요.

✛ **알쓸건상** ✛　　몸을 따뜻하게 하고 혈액 순환이 잘되도록 하면 면역력이 올라갑니다.

4

흰머리

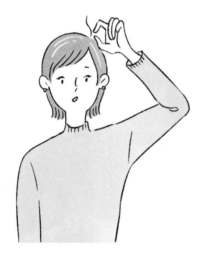

백반증 ★☆☆

모발, 체모, 피부 색상에 관여하는 티로신과 멜라노사이트에 이상이 생기면 색소 생성이 줄어듭니다. 이 때문에 피부에 백색 반점이 생기는 병으로 유전성 외에 화장품 성분 때문에 생기기도 합니다.

갑상샘저하증 ★★☆

몸의 신진대사를 촉진하는 갑상샘 호르몬 분비량이 줄어드는 병. 체온 저하, 무기력감, 나른함, 졸음, 부종, 흰머리 증가, 탈모 같은 증상이 나타납니다.

성장 호르몬 결핍증 ★★☆

성장 호르몬 분비가 저하되는 병. 뼈나 근육의 쇠약, 체지방 증가, 지구력·집중력·기력 저하, 답답함, 체모 감소 등의 증상을 일으킵니다.

● 구체적 증상 ●

☐ 모발 전체에 흰머리가 난다

☐ 모발 일부분에만 흰머리가 난다

☐ 급격히 흰머리가 늘어난다

신호가 나타나는 원인 >

머리가 검은색인 것은 멜라노사이트라는 흑색 색소 세포가 모발 내부에 있기 때문입니다. 멜라노사이트를 활발하게 하는 효소(티로신) 기능은, 노화 등으로 쇠퇴하므로 35세 무렵부터 멜라노사이트가 줄어들어 흰머리가 늘어납니다.

또한, 스트레스나 호르몬 균형의 무너짐, 수면 부족, 흡연, 자외선 손상, 빈혈 등으로 흰머리가 늘 수 있습니다. 그 외에 티로신이나 필수 아미노산인 페닐알라닌, 엽산, 비타민 B12, 구리 부족이나 치아 미백제 등에 들어 있는 과산화수소 섭취도 흰머리의 원인이 됩니다.

흰머리는 유전적 요인도 크기 때문에 흰머리가 나는 데는 개인차가 있지요.

셀프케어는 이렇게 >

검은 머리를 형성하는 데 꼭 필요한 멜라닌을 보충해야 합니다. 잠들기 2시간 전 티로신이 풍부하게 든 치즈나 두부를 엽산과 함께 섭취하면 좋습니다. 비타민 B12나 아연이 많이 든 바지락, 굴, 참깨, 등 푸른 생선도 꼭 챙겨 드세요.

또 스트레스로 호르몬 균형이 무너지고, 교감 신경이 부교감 신경보다 우위를 점해 버린 탓에 발생한 두피의 영양 부족도 흰머리의 원인이 되므로 주의를 기울이세요. 수면 부족은 두피에 혈류 부전을 일으키니 꼭 기억하시고요. 스트레스 없는 생활을 하고, 성장 호르몬이 분비되는 22시에서 2시까지는 꼭 자려고 노력하세요. 혈액 순환을 촉진하는 두피 마사지 습관도 들이시고요. 사계절 내내 쏟아지는 자외선 관리도 필수입니다. 오랜 시간 외출할 때는 모자나 양산으로 두피를 보호해 주세요.

✛ 알쓸건상 ✛ 한방 '인삼양영탕(체력과 기력을 보충하고, 원기 회복을 돕는 데 쓰는 한방 처방)'을 마시면 몸 구석구석 기운이 됩니다.

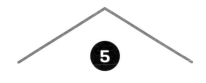

5

두피 가려움,
염증

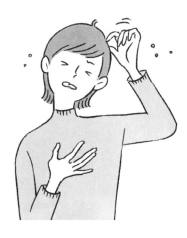

● 구체적 증상 ●

☐ 두피가 건조하고 가렵다

☐ 두피에서 냄새가 난다

☐ 두피가 끈적거린다

☐ 비듬이 생긴다

● 신호로 예측할 수 있는 병 ●

지루성 피부염 ★☆☆

피지 분비가 지나쳐 상재균인 말라세지아균이 이상 번식하는 피부염. 습진, 가려움증, 기름기 많은 비듬 발생, 두피 홍조 등의 증상이 생깁니다.

접촉성 피부염 ★☆☆

피부에 어떤 물질이 닿은 자극으로 염증이 생기는 피부 질환. 가려움증, 발진, 발적, 부기, 피부 발열 같은 증상이 나타납니다. 알레르기성 피부염이나 자극성 접촉 피부염, 광 접촉 피부염이 있습니다.

심상성 건선 ★☆☆

면역 기능이 떨어졌거나 유전적 요인으로 피부 신진대사가 지나치게 활발해지는 병. 피부가 두꺼워져 부어오르거나 비늘 같은 것이 벗겨져 떨어지는 등의 증상이 나타납니다.

두부 백선 ★★☆

두피가 곰팡이균의 일종인 백선균에 감염되는 병. 타원형 탈모가 오거나, 비늘 모양의 비듬이 생기는, 비교적 희귀한 질병입니다.

신호가 나타나는 원인 > 두피에 생기는 병증에는 여러 가지가 있습니다. 그중 많은 분이 두피 트러블로 고민합니다.

관리를 잘못했거나 피지가 지나치게 많이 나오면, 두피와 몸에 말라세지아균이 필요 이상으로 번식합니다. 그 때문에 피부에 지방질산이 지나치게 분비되어 두피 재생 주기가 흐트러지고 가려움이나 끈적임, 두피 건조 등 다양한 증상이 나타납니다.

수면 부족이나 피로 축적 등으로 생활 습관이 깨지거나 지방질을 지나치게 섭취해도 두피 트러블이 생깁니다. 불규칙한 식생활, 자외선 손상, 스트레스, 자신의 두피 상태와 맞지 않는 샴푸나 컨디셔너 사용도 두피 상태를 악화하는 요인입니다.

셀프케어는 이렇게 > 두피가 가렵고 끈적거리거나 두피에서 냄새가 난다면, 흔히 머리 감는 횟수를 늘리거나 세정력이 강한 샴푸를 사용합니다. 그러나 이 방법은 피지와 말라세지아균의 균형을 무너뜨려 두피를 건조하게 할 수 있으니 주의해야 합니다.

올바른 머리 감기 방법은 다음과 같습니다.

1. 머리를 감기 전에 빗질을 하여 먼지와 더러움을 제거합니다.
2. 약 38도의 따뜻한 물로 1분 정도 가볍게 헹궈 냅니다.
3. 약산성 샴푸로 부드럽게 두피를 마사지하듯 머리를 감습니다. 샴푸와 트리트먼트가 피부에 남으면 염증의 원인이 되므로 말끔하게 씻어 내세요. 머리 감기는 하루 한 번 밤에 하는 것이 이상적입니다.
4. 모발과 두피를 젖은 채로 내버려 두면 말라세지아균이 번식하기 쉽습니다. 머리를 감은 후에는 즉시 말리세요. 두피가 건조하다면 머리를 감은 후 두피 전용 에센스를 발라 수분을 보충합니다.

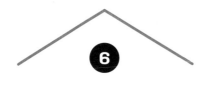

6

두피 변색

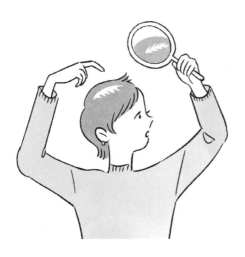

지루성 피부염 ★☆☆

피지 분비가 지나쳐 상재균인 말라세지아균이 이상 번식하는 피부염. 두피에 습진, 가려움증이 생기고, 기름기 많은 비듬이 생기거나 두피가 붉어지는 등의 증상이 나타납니다.

접촉성 피부염 ★☆☆

피부에 어떤 물질이 닿은 자극으로 염증을 일으키는 피부 질환. 가려움증, 발진, 발적, 부기, 피부 발열 등의 증상이 나타납니다. 알레르기성 피부염, 자극성 접촉 피부염, 광 접촉 피부염이 있습니다.

● 구체적 증상 ●

☐ 두피가 황색으로 변한다

☐ 두피가 갈색으로 변한다

☐ 두피가 적색으로 변한다

신호가 나타나는 원인 >　건강한 두피는 투명한 청색을 띕니다. 따라서 두피가 황색이나 갈색, 적색 등으로 변했다면 두피에 문제가 생겼다는 뜻이지요. 스트레스나 바람직하지 못한 생활 습관, 식생활 문제 등으로 피지 분비가 지나쳐지면 산화가 일어나 두피가 황색으로 변해 갑니다. 이를 내버려 두면 두피에 염증이 생기고, 혈액 순환도 나빠져 붉은색으로 변할 수도 있습니다.

두피가 붉게 변하는 요인으로는 깨끗하게 헹구지 않아 샴푸나 컨디셔너가 두피에 남아 있는 경우, 지나치게 자주 머리를 감는 습관, 자외선 손상, 드라이기 열풍에 따른 자극, 염색약에 든 계면활성제 등 화학 물질 자극과 알레르기 반응 등이 있습니다.

오랫동안 혈액 순환이 원활하지 않았거나 자외선에 강한 손상을 입어 두피 화상을 입으면 두피가 갈색으로 변하기도 합니다.

셀프케어는 이렇게 >　두피가 황색으로 변했다면 피지 분비 과다가 원인입니다. 두피 건조를 막고, 청결하게 유지하며, 지방질이 많은 식사를 피하고, 비타민과 미네랄을 충분히 섭취하세요. 두피에 수분과 영양을 공급하는 전용 에센스를 바르는 것도 효과적입니다.

두피가 붉다면 두피에 염증이 생겼다는 증거입니다. 스트레스, 수면 부족, 불규칙한 생활, 자외선 손상을 피하고 두피 염증을 진정시켜 주세요. 자극이 적은 아미노산 계열 샴푸나 천연 성분이 들어간 염증 억제용 샴푸를 추천합니다. 변색을 내버려 두면 숱이 적어지고 흰머리의 원인이 되니 피부과 의사와 상담하세요. 생활 습관 개선도 증상을 완화하는 좋은 방법입니다.

＋ **알쓸건상** ＋　식혜를 마시면 장내 환경이 정돈되어 피부 미용에 효과가 있습니다.

두피 통증

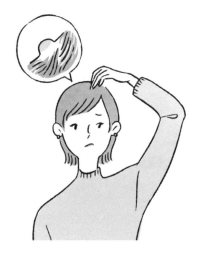

● 구체적 증상 ●

- ☐ 두피가 붓고 그 부분을 누르면 아프다
- ☐ 두피가 가려우면서 아프다
- ☐ 두피가 따끔따끔 아프다

● 신호로 예측할 수 있는 병 ●

모낭염 ★☆☆

모공에 피지와 잡티가 쌓인 탓에 모낭이 세균에 감염되어 염증이 일어나는 병. 모낭에 고름이 쌓여 작은 응어리가 생기며, 두피 통증, 열감, 두피가 붉은색을 띠는 등의 증상이 나타납니다.

접촉성 피부염 ★☆☆

피부에 어떤 물질이 닿은 자극으로 염증이 생기는 피부 질환. 가려움증, 발진, 발적, 부기, 피부 발열 같은 증상이 나타납니다. 알레르기성 피부염이나 자극성 접촉 피부염, 광 접촉 피부염이 이에 해당합니다.

두피 신경통 ★☆☆

어깨 결림이나 동맥경화 등으로 후두부 신경이나 안와상 신경(눈 신경의 가지로 안와에서 빠져나와 두정 근처까지 분포)이 자극받아 두피에 따끔따끔한 통증이 나타납니다.

대상포진 ★★☆

면역력이 떨어지면, 몸 안에 잠복해 있던 수두 대상포진 바이러스가 활동합니다. 이때 생기는 병으로 몸과 얼굴에 물집 형태의 습진이 나타나고 피부가 따끔따끔 아프거나 심한 가려움을 느낍니다.

신호가 나타나는 원인 >

다양한 원인으로 두피에서 피지가 지나치게 분비되면 모낭염, 지루성 피부염 등의 문제를 일으켜 두피가 아플 수 있습니다. 그리고 스트레스, 수면 부족, 불규칙한 생활 습관, 자외선 손상, 불결한 두피, 과도한 머리 감기가 원인인 두피 건조, 지방질 과다 섭취 등이 과도한 피지 분비의 원인입니다. 두피에 부담을 주는 샴푸나 컨디셔너, 헤어 픽서나 왁스 같은 헤어스타일링 제품을 사용하는 습관도 두피 염증을 일으켜 통증의 원인이 됩니다.

또한, 두피 신경통은 긴 시간 사무 일을 하거나, 운동 부족으로 어깨가 결리거나, 동맥경화가 있을 때 나타나기도 합니다.

셀프케어는 이렇게 >

두피에 피지 분비가 지나치다면, 다음과 같은 요인을 살펴봐야 합니다.

평소 스트레스를 많지 받지 않는지, 적절한 수면 시간을 유지하는지, 규칙적으로 생활하는지, 자외선 손상을 많이 받진 않는지, 머리를 너무 자주 감아 두피가 건조해지진 않았는지(1일 1회가 기준), 지방질을 과하게 섭취하지 않았는지 등등.

그리고 머리를 감을 때는 두피에 부담이 적은 샴푸나 컨디셔너를 선택하세요. 강한 통증이 있거나 습진이 생기거나 피부가 짓무를 때는 신속히 의사의 진찰을 받도록 합니다.

두피 신경통이 아닐까 의심된다면, 먼저 의사와 상담을 해 보세요. 규칙적으로 운동을 하고 어깨 결림 문제를 해결하는 것도 두피 신경통을 완화하는 좋은 방법입니다.

✚ **알쓸건상** ✚   적당한 돼지고기 섭취는 암을 예방해 줍니다.

당신의 두피,
혹시 굳어 있지는 않나요?

두피가 굳어 버리면 심신의 균형이 깨지고 얼굴에 노화가 일어납니다.

두피에는 전두근, 측두근, 후두근이라는 근육이 있는데, 이들은 자율 신경의 통제 아래 있습니다. 그리고 자율 신경계에는 교감 신경과 부교감 신경이 있어 우리 인체의 각 기관을 제어하지요. 이 두 신경은 서로를 보완하고 서로에게 대항하며 균형을 이루는데 마치 시소와 같습니다. 때문에 피로나 스트레스가 쌓이면 교감 신경이 우위(시소의 올라가는 쪽)를 점하게 되고, 자연히 부교감 신경이 하위(시소가 내려가는 쪽)를 점해 두피 근육이 단단하게 굳어 버립니다. 따라서 혈액과 림프의 흐름이 순조롭지 못하게 되고, 막힌 곳들이 신경을 짓눌러 다양한 문제를 일으킵니다.

그 외의 여러 원인으로도 두피는 굳습니다. 따라서 두피 마사지 등으로 자주 풀어 주어야 합니다. 머리를 감을 때 핸드 마사지를 하면 혈액 순환이 좋아져 뇌 내의 자율 신경을 조정하는 시상 하부가 활성화됩니다. 그 덕분에 자율 신경이 안정되어 심신이 편안해집니다. 또한, 헤드 스파나 헤드 요가 등도 굳은 두피를 풀어 주고, 자율 신경을 안정시키므로 높은 릴랙스 효과를 기대할 수 있습니다.

두피가 굳으면, 모발에 필요한 영양이 닿지 않게 되어 모발이 얇아지고, 탈모가 생기며, 흰머리의 원인이 됩니다. 얼굴 피부 또한 두피와 연결되어 있기에 피부 처짐, 기미, 주름 등 피부 노화를 일으킵니다. 그러니 두피 케어를 습관화하여 아름다움과 건강을 함께 지키세요.

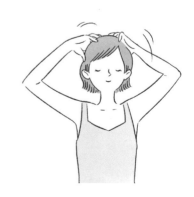

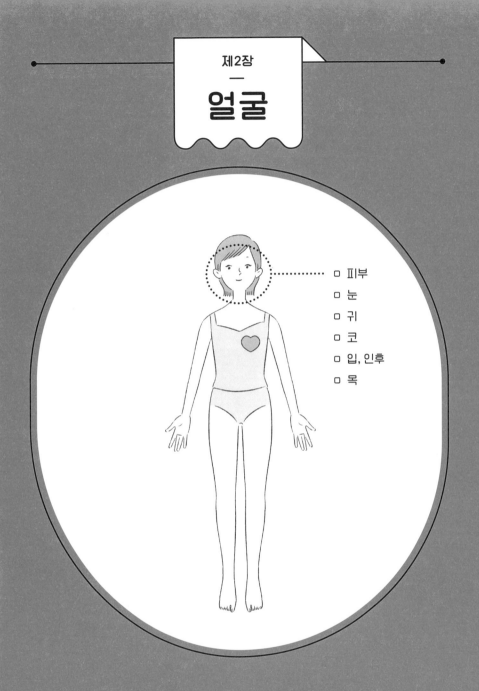

제2장
—
얼굴

- □ 피부
- □ 눈
- □ 귀
- □ 코
- □ 입, 인후
- □ 목

피부에 나타나는 신호는, 비교적 쉽게 눈에 띕니다. 게다가 얼굴에 나타나는 증상은 감각에 영향을 주는 경우가 많기에 가능한 한 빨리 알아내 적절히 케어해 주어야 합니다. 얼굴 상태가 좋으면 기분도 밝고 긍정적이기 마련입니다.

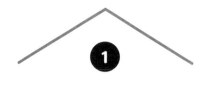

1

피부 건조

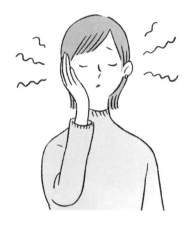

● **구체적 증상** ●

☐ 피부가 거칠고 뻣뻣하다
☐ 피부에 하얗게 각질이 일어난다
☐ 피부가 땅긴다
☐ 피부가 가렵다

● **신호로 예측할 수 있는 병** ●

건조성 피부염 ★☆☆

건조함이 너무 심해 피부를 보호하는 장벽 기능이 상실되는 피부염. 피부가 건조할수록 가려움증은 심해지고, 홍조, 물집 등이 생깁니다.

아토피 피부염 ★★☆

장벽 기능이 약해진 피부가 알레르기 물질(음식, 진드기, 먼지, 곰팡이, 꽃가루, 동물의 털이나 비듬 등)에 반응하여 염증을 일으키는 병. 건조, 습진, 가려움증 등의 증상이 있습니다.

갑상샘항진증(바제도병) ★★☆

자가면역질환 때문에 신진대사를 촉진하는 갑상샘 호르몬이 지나치게 체내에서 작용하는 병. 혈압 상승, 심박수 증가, 부정맥, 두근거림, 과도한 땀 흘림, 화끈거림, 생리 불순, 피부 건조, 수면 장애 등의 증상이 나타납니다.

건조 증후군(쇼그렌 증후군) ★★☆

자가면역질환으로 염증이 생겨 눈물이나 침이 만들어지지 않는 병. 건성 피부, 안구 건조증, 입 마름, 전신 염증 등의 증상이 나타납니다.

신호가 나타나는 원인 > 피부에는 세포 사이를 빈틈없이 메워 주는 세라마이드(세포간지질)와 각질 표면에 붙은 피지막 등이 있습니다. 이들은 수분 증발 및 이물질 침입을 막는 장벽 기능을 합니다. 따라서 이 기능이 떨어지면 피부 수분을 유지할 수 없게 되어 피부가 건조해집니다.

장벽 기능이 떨어지는 요인에는 여러 가지가 있습니다. 노화, 피부 재생 주기의 흐트러짐, 자외선 손상, 피부에 부담을 주는 스킨케어, 땀을 흘리지 않는 생활, 피지 감소 등이 이에 해당합니다. 특히 피부 재생 주기는 생활 습관이나 식생활 문제, 스트레스 등으로 흔히 흐트러집니다.

또한, 피지 분비가 적은 얼굴 윤곽선 부위, 팔꿈치, 무릎, 정강이, 발바닥 피부도 건조해지기 쉽습니다. 그 외 피부염이나 갑상샘 호르몬 이상으로 피부가 건조해지기도 합니다.

셀프케어는 이렇게 > 평소 보습에 신경 쓰고, 실내 적정 습도를 유지하고, 자외선 차단에 주의를 기울이세요.

미용 효과가 높은 영양소(단백질, 필수지방산, 아연, 비타민 B군, 콜라겐 등)를 적절히 섭취하는 일도 몹시 중요합니다.

또한, 피부 재생 주기가 흐트러지고 오래된 각질이 남은 상태로 방치되지 않도록 하세요. 세라마이드 같은 보습 성분을 체내에서 만들기 어려워져 피부가 건조해집니다.

재생 주기를 바로잡으려면 가능한 한 스트레스를 받지 말고, 적정 시간을 지키는 질 좋은 수면을 유지하며, 규칙적인 식습관을 들이도록 노력해야 합니다. 편식이나 과도한 다이어트도 피부 건조의 원인이니 부디 자제하세요.

✚ **알쓸건상** ✚ 목욕은 취침 1~2시간 전이 가장 좋습니다. 심부 체온이 내려가서 자연스럽게 잠으로 이어지니까요.

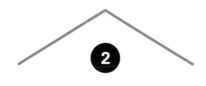

거친 피부

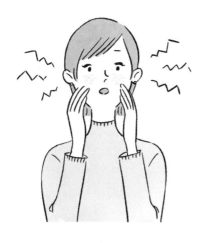

● 구체적 증상 ●

☐ 피부가 가렵다

☐ 습진이 생긴다

☐ 빨갛게 붓는다

☐ 피부가 거칠거칠하다

● 신호로 예측할 수 있는 병 ●

두드러기 ★☆☆

집 먼지, 꽃가루, 음식물 등의 알레르기 물질에 자극을 받으면 염증이 생기는 피부 질환. 붉은색이나 분홍색으로 피부가 부풀거나 가려움증이 생깁니다. 피로나 스트레스가 증세를 악화시키는 일이 많습니다.

건조성 피부염 ★☆☆

극심한 건조로 피부를 보호하는 장벽 기능이 상실되는 피부염. 심해지면 강한 가려움증, 홍조, 물집 등의 증상이 나타납니다.

아토피 피부염 ★★☆

장벽 기능이 약해진 피부가 알레르기 물질(음식, 진드기, 먼지, 곰팡이, 꽃가루, 동물의 털이나 비듬 등)에 반응하여 염증을 일으키는 병. 건조, 습진, 가려움증 등의 증상이 있습니다.

신호가 나타나는 원인 >

피부가 거칠다는 것은 피부 재생 주기가 흐트러지는 등 피부 장벽(수분 증발이나 이물질 침입에서 피부를 보호하는 피지막) 기능이 약해졌다는 의미입니다. 따라서 거칠어진 부위는 바이러스, 세균, 자외선, 건조 등의 자극에 취약해질 수밖에 없습니다.

건성 혹은 민감성 피부를 지닌 사람은 장벽 기능이 저하되기 쉬운 유형입니다. 피부가 거칠어지기 쉽지요.

자극이 강한 화장품이나 잘못된 피부 관리, 아토피 피부염 같은 알레르기 반응, 진드기 등 벌레에 의한 피부염, 생리 전 호르몬 불균형, 스트레스나 피로로 생기는 두드러기 등으로도 피부는 거칠어질 수 있습니다.

셀프케어는 이렇게 >

피부가 거칠어지는 것을 막으려면 우선 피부 재생 주기를 정상화해야 합니다. 수면 부족, 흡연, 피로, 지나친 음주, 운동 부족, 무리한 다이어트, 냉증, 변비, 불규칙한 식생활 같은 안 좋은 생활 습관을 고치도록 노력해야겠지요.

또한, 피부에 필요한 영양소도 충분히 섭취해야 합니다. 피부 미용에 효과가 있는 종합 비타민처럼 비타민 B군을 균형 있게 잘 섭취할 수 있는 영양제가 좋습니다. 변비를 해소하고 착한 균을 늘려 장내 환경을 정돈하는 일도 매우 중요합니다.

평소 보습에 신경 쓰고, 지나친 세안으로 피부 건조를 유발하지 말아야 합니다. 또한, 아크네스균(여드름균)이 번식하지 않도록 메이크업을 꼼꼼하게 지우고, 피부에 닿는 물건들을 청결하게 유지하세요.

✛ **알쓸건상** ✛ 티로신이 풍부한 치즈를 먹어 흰머리를 예방해 보세요.

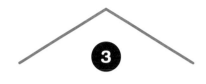

3

피부 습진, 염증

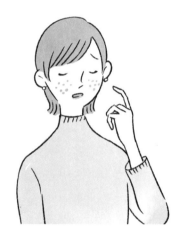

● 구체적 증상 ●

☐ 피부에 붉은 좁쌀 같은 것이 생긴다

☐ 피부가 붉게 짓무른다

☐ 피부가 붉어지고 가렵다

● 신호로 예측할 수 있는 병 ●

접촉성 피부염 ★☆☆

피부에 어떤 물질이 닿은 자극 탓에 염증이 생기는 피부 질환. 가려움증, 발진, 발적, 부기, 피부 발열 등의 증상이 있습니다. 알레르기성 피부염이나 자극성 접촉 피부염, 광 접촉 피부염이 이에 해당합니다.

지루성 피부염 ★☆☆

피지 분비가 지나쳐 상재균인 말라세지아균이 이상 번식하는 피부염. 두피에 습진, 가려움증이 생기고, 기름기 많은 비듬이 생기거나 두피가 붉어지는 등의 증상이 나타납니다.

아토피 피부염 ★★☆

장벽 기능이 약해진 피부가 알레르기 물질(음식, 진드기, 먼지, 곰팡이, 꽃가루, 동물의 털이나 비듬 등)에 반응하여 염증을 일으키는 병. 건조, 습진, 가려움증 등의 증상이 있습니다.

신호가 나타나는 원인 ＞　　　습진은 크게 두 가지 원인으로 나타납니다. 하나는 어떤 원인으로 피부에 염증이 생긴 탓에 체내 균형이 깨져 버려서, 또 하나는 외적 자극입니다.

전자 때문에 생긴 습진은 건성 피부나 피지 분비 이상(지루성 피부염), 호르몬 불균형 등이 원인일 때가 많습니다.

후자 때문에 생긴 습진은 염증(접촉성 피부염)이라 불립니다. 벌레에 물렸거나, 화학 성분이 든 자극적인 물질을 접했거나, 자외선이나 건조 등의 물리적 자극을 받았거나, 알레르기 물질을 접했을 때 나타납니다.

셀프케어는 이렇게 ＞　　　건성이나 민감성 피부를 지닌 분은 염증이 잘 생깁니다. 그러니 가능한 한 피부 보습에 신경 써서 장벽 기능을 높이도록 애써야 합니다.

만약 외적 자극으로 염증이 생겼다면, 의사와 상담해 적절히 대처하세요. 그래도 좋아지지 않는다면, 지루성 피부염이나 피지 결핍성 습진일 수 있으니 그에 맞는 치료를 받아야 합니다.

알레르기 물질이 원인이라면 아나필락시 쇼크(생명에 위험이 있는 과민한 생체 반응)를 일으킬 수도 있으니 반드시 의사와 상담하세요.

＋ **알쓸건상** ＋　　빨리 먹는 습관은 비만의 원인입니다. 식사할 때는 15분 이상 시간을 들여 꼭꼭 씹어 먹는 습관을 들이세요.

4

뾰루지

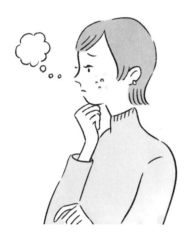

● 신호로 예측할 수 있는 병 ●

심상성 좌창(여드름) ★☆☆

모공에 염증이 생겨 붉은 좁쌀이나 고름이 생기는 피부염. 피지 분비가 많은 얼굴, 등, 가슴 등에 잘 생깁니다. 염증 부위에 피지가 들어차 하얗게 보이기도 합니다.

원판상홍반성낭창 ★★☆

자외선이나 차가운 자극으로 면역 체계에 이상이 생겨 피부 염증이나 발진이 생기는 원인 불명의 병. 얼굴이나 머리, 손발에 나타나는 피부 발진 외에도 가슴 통증, 호흡 곤란, 입술이 파랗게 질리는 등의 증상이 생깁니다.

● 구체적 증상 ●

☐ 붉은 좁쌀 같은 것이 얼굴에 난다

☐ 하얗게 부푼 좁쌀 같은 것이 얼굴에 생긴다

신호가 나타나는 원인 >　　　어렸을 때 주로 생기는 뾰루지는 과도한
피지 분비로 모공이 막힌 탓에 번식한 아크네스균이 그 원인입니다.
성인이 되었을 때 뾰루지가 난다면, 피지 분비 증가로 모공 막힘과 염증이 생
겼다고 보시면 됩니다. 스트레스와 불규칙한 생활 습관, 피부 건조, 여성 호
르몬 감소 등으로 나타납니다. 피부 재생 주기가 흐트러진 탓에 떨어진 장벽
기능도 성인 뾰루지의 원인입니다. 잡균이 묻은 손으로 얼굴을 만져도 피부
트러블을 일으킬 수 있으니 주의하세요.

셀프케어는 이렇게 >　　　피부가 건조하면 피지 분비가 늘어나 모
공이 막히는 원인이 됩니다. 따라서 보습을 잘 해 주어야 합니다. 지나치게
잦은 세안도 피부 건조를 촉진하니 자제하세요.
머리카락의 오염이나 헤어 로션, 샴푸, 컨디셔너 잔여물도 아크네스균 번식
의 원인이니 피부 청결에도 주의를 기울이세요. 침구나 수건 등 피부에 닿는
물건 또한 깨끗하게 유지해야 합니다.
호르몬 불균형도 그 원인에 속하니 스트레스나 자율 신경계에 문제를 일으
키는 생활 습관을 개선하도록 노력하세요. 당질이나 지방질이 많은 식생활
을 삼가고, 장내 환경을 양호하게 하는 음식 섭취와 운동 습관 등을 실천하면
더 좋습니다.

✛ **알쓸건상** ✛　　눈이 피곤하면, 먼 곳이나 상하좌우를 보며 눈을 스트레칭해 보세요.

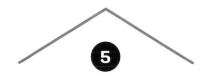

5

점,
주근깨,
기미

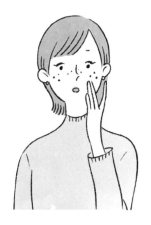

● **신호로 예측할 수 있는 병** ●

기미 ★☆☆

여성 호르몬 이상으로 눈 주위나 관자놀이 주변에 좌우 대칭인 얇고 흐릿한 주근깨 모양의 얼룩덜룩한 점들이 생기는 병. 30~40대 여성에게 많이 나타납니다.

피부암(악성 흑색종) ★★★

자외선 자극 등으로 멜라닌 세포가 악성화되면서 생기는 암. 기본적으로는 피부에 생기지만 손톱이나 점막, 안구에 발생하기도 합니다. 점과 비슷하지만, 색이 고르지 않으며 점점 커집니다.

● **구체적 증상** ●

☐ 검은색 혹은 갈색 점이 생긴다

☐ 얼룩덜룩한 점이 점점 더 커진다

☐ 연갈색 반점이 생긴다

신호가 나타나는 원인 >

기미, 주근깨는 멜라닌 색소를 만드는 멜라닌 세포(모반 세포)가 자극을 받아 색소 침착을 일으킨 것입니다. 그리고 점은 멜라닌 세포가 증식하여 생기는 종양에 속합니다.

주근깨는 유전성이지만, 점이나 기미는 불규칙한 생활 습관 및 식사 습관, 수면 부족, 스트레스 등으로도 생깁니다. 진피층까지 침입하는 자외선 또한 기미, 주근깨, 점의 원인입니다. 심지어 콜라겐 세포를 파괴하여 주름이나 처짐 등 피부 노화까지 일으키지요.

자외선의 무서운 점은 유전자나 세포를 파괴하는 데 있습니다. 물론, 신체는 자외선 자극을 받으면 기본적으로 복구 기능을 작동합니다. 그래도 유전자가 너무 자주 손상되면 멜라닌 세포가 악성화되어 피부암을 일으키니 결코 소홀히 넘겨서는 안 됩니다.

셀프케어는 이렇게 >

기미나 점을 예방하려면 자외선 관리가 필수입니다. 외출할 때는 자외선 차단제를 꼭 바르고, 양산, 모자 등을 써서 강한 햇빛을 가능한 한 피하세요. 흐린 날에도, 실내에서도, 자외선은 있으므로 당연히 관리해야 합니다.

점에는 양성과 악성이 있고, 악성일 때 피부암이라고 부릅니다. 초기에는 구별하기 어렵지만, 점차 점의 농도가 고르지 않거나 점점 커질 수 있습니다. 말기까지 통증이나 가려움증이 없기에 병증을 눈치채지 못하는 예도 있지요. 그러니 점의 색이 일정하지 않거나 갈수록 커진다면 신속히 의사의 진찰을 받도록 하세요.

✛ **알쓸건상** ✛   스트레스가 쌓이면 무조건 몸을 움직이세요.

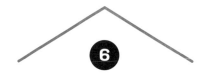

6

사마귀

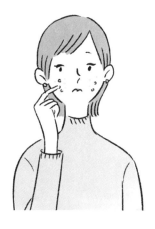

● 구체적 증상 ●

☐ 돔 형태로 부푼 덩어리가 생긴다

☐ 물집 같은 것이 부푼다

☐ 부푼 것이 차츰 커진다

● 신호로 예측할 수 있는 병 ●

바이러스성 사마귀(심상성 사마귀)
★☆☆

손이나 손가락, 발바닥 등에 생긴 작은 상처에 바이러스가 감염되어 생기는 일반적인 사마귀. 누르면 아플 수도 있습니다. 대부분 사마귀 중앙에 검은 출혈점이 보입니다.

노인성 사마귀 ★☆☆

피부 노화나 자외선 손상으로 발생하는 사마귀. 햇빛을 받기 쉬운 얼굴, 목, 팔, 두피 등에 많이 생기며, 나이가 들면서 함께 늘어납니다.

무사마귀(전염성 연속종) ★☆☆

폭스바이러스에 감염되어 생기는 사마귀로 수포 상태로 중앙이 움푹 팹니다. 유소년기에 흔히 볼 수 있으며, 전염력이 강합니다. 수영장이나 목욕탕 같은 공용시설에 머물 때 상처나 피부가 건조한 부위로 잘 감염됩니다.

신호가 나타나는 원인 ▷

사마귀에는 바이러스성, 노인성, 무사마귀 세 종류가 있습니다.

피부에 나타나는 사마귀 대부분이 바이러스성 사마귀입니다. 면역력이 떨어지면, 작은 상처에서 바이러스 감염이 일어나기 쉽기 때문이지요.

노인성 사마귀는 나이가 들거나 자외선 자극에 따른 피부 노화로 생깁니다. 특히 30대 무렵부터 나타나며, 햇빛을 받기 쉬운 얼굴이나 목, 팔, 두피 등에서 많이 눈에 띕니다.

무사마귀는 어린 시절에 흔히 볼 수 있으며, 바이러스성으로 전염력이 강합니다. 수영장이나 목욕탕 같은 공용시설에 머물 때 상처나 건조한 피부가 원인이 되어 쉽게 감염됩니다.

셀프케어는 이렇게 ▷

바이러스성 사마귀를 예방하려면 피부가 거칠어진 부분 혹은 면도하다가 생긴, 눈에 보이지 않는 미세한 상처 케어를 소홀히 하지 않아야 합니다. 그럴 때는 크림 등을 발라 보습을 유지하고, 상처는 소독하여 바이러스의 침입을 방지하세요. 평소 규칙적인 생활을 하면서 면역력을 높여 두어도 사마귀 예방에 도움이 됩니다.

노인성 사마귀를 예방하려면 자외선 대책이 몹시 중요합니다. 모자, 양산, 선글라스 등을 쓰고 자외선 차단제를 꼭 바르세요.

사마귀는 내버려 둘수록 커지거나 개수가 늘어날 수 있으니 의사의 치료를 받으시기 바랍니다.

✛ **알쏠건상** ✛　피부가 거칠어지면 단백질, 고기, 달걀, 유제품, 콩 제품을 드세요.

7

눈의 충혈

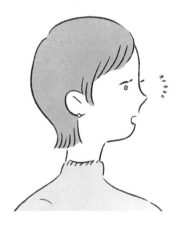

● 신호로 예측할 수 있는 병 ●

알레르기성 결막염 ★☆☆

안구에 꽃가루 등의 알레르기 물질이 붙으면 안구와 눈꺼풀 뒷면을 덮는 결막에 염증이 생기는 병. 눈꺼풀이 붓거나 눈의 가려움증, 충혈, 이물감 등이 생깁니다.

감염성 결막염 ★★☆

안구와 눈꺼풀 뒤쪽 결막이 바이러스나 세균에 감염돼 염증이 생기는 병. 충혈, 눈곱, 눈물, 눈의 위화감, 발열 등의 증상이 있습니다. 바이러스성이라면 감염력이 강합니다.

익상편 ★★☆

흰자위 세포 조직이 이상 번식해 검은자위에 파고드는 병. 충혈이나 안구 건조증, 눈의 피로 같은 증상이 나타납니다.

● 구체적 증상 ●

☐ 흰자위에 실핏줄이 눈에 띈다
☐ 흰자위가 새빨갛게 물든다

신호가 나타나는 원인 >

흰자위에 있는 모세혈관이 확장하면 눈이 충혈됩니다. 눈의 피로와 안구 건조증 때문에 이 증상이 많이 발생하지요. 스트레스와 긴장으로 교감 신경이 우위를 점하거나 노화로 눈물이 잘 나오지 않아도 눈이 충혈됩니다. 콘택트렌즈 착용으로 생기는 건조나 상처, 감염되었을 때, 자외선 자극도 충혈의 원인입니다.

또한, 꽃가루 같은 알레르기 물질로 생기는 알레르기성 결막염, 바이러스나 세균이 일으킨 감염성 결막염 등 외적 자극으로 나타나는 결막염 충혈도 많습니다.

여성은 눈꺼풀 안쪽에도 눈 화장을 하기에 눈의 수분을 유지하는 눈꺼풀판 샘이 막혀 충혈이 생기기도 합니다.

셀프케어는 이렇게 >

충혈을 막으려면 눈이 피로해질 가능성부터 차단해야 합니다. 스마트폰이나 컴퓨터 화면을 볼 때는 적정 간격을 유지하고, 자주 눈을 쉬게 해 주세요. 눈 마사지나 가벼운 찜질로도 눈의 피로를 풀 수 있습니다.

안구 건조증이 있거나 콘택트렌즈를 착용한다면 안약을 넣거나 실내 가습에 신경 써서 눈의 건조를 예방하세요.

또한, 집중해서 작업하다 보면 눈을 깜빡이는 횟수가 줄어들 수 있으니 의식적으로 눈을 깜빡이셔야 합니다. 잠을 충분히 자는 습관도 중요해요. 수면 부족은 눈물의 분비를 줄여 안구 건조증을 유발하니까요.

충혈 외에 가려움증이나 눈꺼풀 부기 같은 증상이 동반된다면 결막염일 수 있습니다. 심하면 시력이 나빠질 수 있으니 꼭 의사의 진찰을 받아 보세요.

+ **알쓸건상** + 다리 떨기는 다리나 전신의 혈액 순환을 촉진합니다.

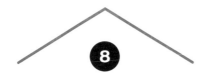

8

눈의 가려움

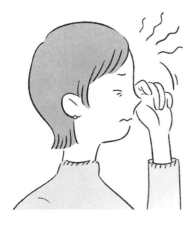

● 구체적 증상 ●

☐ 눈꺼풀과 안구가 가렵다

☐ 눈꺼풀이 붓는다

● 신호로 예측할 수 있는 병 ●

꽃가루 알레르기 ★☆☆

삼나무와 노송나무 등의 꽃가루가 코와 눈의 점막을 자극해 염증을 일으키는 알레르기 증상. 꽃가루의 계절이 오면 콧물이나 코 막힘, 눈의 가려움증이나 통증, 눈물, 충혈 같은 증상이 나타납니다.

알레르기성 결막염 ★☆☆

안구에 꽃가루 등의 알레르기 물질이 붙으면 안구와 눈꺼풀 뒷면을 덮는 결막에 염증이 생기는 병. 눈꺼풀이 붓거나 눈의 가려움증, 충혈, 이물감 등이 생깁니다.

거대 유두 결막염 ★☆☆

콘택트렌즈 오염으로 안구에 염증이 생기는 병. 눈꺼풀 뒤쪽에 하얀 좁쌀 같은 것이 납니다. 가려움증, 충혈, 눈곱, 눈물 흘림 등의 증상도 나타납니다.

감염성 결막염 ★★☆

안구와 눈꺼풀 뒤쪽 결막이 바이러스나 세균에 감염돼 염증이 생기는 병. 충혈, 눈곱, 눈물, 눈의 위화감, 발열 등의 증상이 있습니다. 바이러스성이라면 잘 감염됩니다.

신호가 나타나는 원인 > 눈의 가려움증은 눈물의 분비량이 줄어드는 안구 건조증에 걸렸거나, 콘택트렌즈를 착용하면서 눈이 오염되었을 때 잘 나타납니다. 컴퓨터나 스마트폰 화면을 긴 시간 봐서 눈이 피로할 때도, 에어컨 바람으로 눈이 건조해질 때도 생길 수 있습니다.

눈의 가려움을 일으키는 대표적인 질병인 결막염은 눈이나 콘택트렌즈가 깨끗하지 못하여 바이러스나 세균에 감염되었거나 꽃가루나 집 먼지, 동물의 털 같은 알레르기 물질에 자극을 받았을 때 주로 발병합니다.

셀프케어는 이렇게 > 눈을 자주 깜박이기, 안약으로 눈을 촉촉하게 하기, 실내 가습에 신경 쓰기, 눈의 피로를 바로바로 풀어 주기 등의 방법으로 눈의 건조를 가능한 한 막아 주세요. 콘택트렌즈를 청결히 하는 것도 가려움증이나 결막염 예방에 도움이 됩니다.

가렵다고 손으로 문지르면 눈에 상처가 날 수 있고, 손에 있던 세균에 감염될 수도 있으니 조심하세요.

가려움증 외에 충혈이나 눈꺼풀의 부기 같은 증상이 동반된다면 결막염에 걸렸을 가능성이 있습니다. 심하면 시력이 나빠질 수도 있으니 반드시 의사의 진찰을 받으세요.

+ **알쓸건상** + 과일 주스는 혈당치를 급격하게 올립니다. 가능한 한 식후에 마시세요.

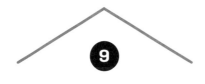

눈의 통증

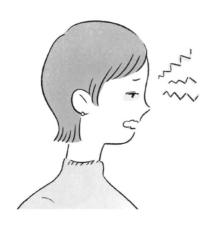

● **구체적 증상** ●

☐ 눈에 이물감이 든다

☐ 눈이 따끔따끔하고 쑤시는 듯 아프다

☐ 눈이 시린 듯 아프다

☐ 눈이 긴 시간 둔하게 아프다

● **신호로 예측할 수 있는 병** ●

표층점상 각막염 ★★☆

각막 표면에 작은 상처가 생기는 병. 안구 건조증이나 콘택트렌즈, 아토피성 결막염 등이 원인이 되어 나타납니다. 증상이 없을 때가 많지만, 상처가 많으면 이물감이나 통증 등의 증상이 생깁니다.

각막침윤, 각막궤양 ★★☆

각막에 상처가 생겨 염증이 생기는 병. 눈의 충혈, 통증, 이물감 등의 증상이 나타납니다. 상처가 깊어지면 각막궤양으로 진행되어 치료가 끝난 후에도 시력 저하나 각막이 뿌옇게 흐려지는 백탁 증상이 남을 수 있습니다.

각막염 ★★☆

각막이 곰팡이나 세균에 감염돼 염증이 생기는 병. 통증이나 충혈 등의 증상이 나타나며, 심해지면 실명할 수도 있습니다.

녹내장 ★★☆

급성일 경우 급격히 안압이 상승해 시신경에 장애가 일어나는 병. 시야가 좁아지거나, 눈이 침침해지며, 눈의 통증, 두통이나 구토 등의 증세를 보입니다. 이를 내버려 두면 실명할 수도 있습니다.

신호가 나타나는 원인 >

쓰레기나 먼지 같은 이물질이 눈에 들어가거나, 자외선이나 블루라이트 자극, 콘택트렌즈의 잘못된 사용, 눈 화장으로 생긴 트러블, 스마트폰이나 컴퓨터의 오랜 사용으로 생긴 눈의 피로 등으로 일시적 통증이 나타날 때가 많습니다.

꽃가루 알레르기가 있다면 알레르기 반응으로 가려움이나 충혈과 함께 통증을 느낄 수 있습니다.

그 외 요인으로는 각막의 상처나 감염이 원인인 염증, 다래끼, 녹내장 등이 있습니다.

셀프케어는 이렇게 >

눈을 비비는 습관, 콘택트렌즈를 오랜 시간 착용하는 습관 등으로 눈에 상처가 나면 통증이나 감염이 일어납니다. 따라서 눈을 청결하게 유지하고, 손으로 눈을 문지르지 않도록 주의합니다.

또한, 눈 화장이 문제를 일으키는 일이 많습니다. 가능한 한 점막에는 화장을 하지 말고, 만약 했더라도 잔여물이 남지 않도록 깨끗이 지우고, 긴 시간 점막 화장을 유지하는 일은 피하는 편을 권해 드립니다.

눈 피로를 해소하는 방법은 다음과 같습니다.

눈을 적당히 쉬게 하기, 마사지하기, 따뜻하게 하기, 블루라이트 차단 렌즈를 사용하기 등등. 또 선글라스 착용은 자외선과 바람을 차단할 수 있어 각막 손상을 줄일 수 있으니 유용하지요.

결막염이나 표층점상 각막염 같은 질병은 내버려 두면 눈 기능에 장애가 생길 수 있습니다. 반드시 의사의 진찰을 받도록 하세요.

✚ **알쏠건상** ✚ 과일은 조금만 드세요. 너무 많이 먹으면 몸을 차게 해서 면역력을 떨어뜨리며 비만의 원인이 됩니다.

10

침침한 눈

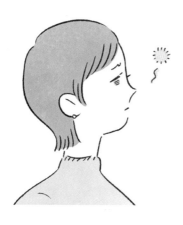

백내장 ★★☆

나이가 들면서 수정체의 단백질이 변질되어 시야가 흰색이나 황색, 갈색으로 흐려 보이는 병. 침침한 눈, 흐릿함, 시력 저하, 눈부심 증상 등을 동반합니다.

녹내장 ★★☆

급성일 때는 급격히 안압이 상승해 시신경에 장애가 일어나는 병. 시야 좁아짐, 침침한 눈, 눈의 통증, 두통이나 구토 같은 증상이 나타납니다. 이를 내버려 두면 실명할 수도 있습니다.

당뇨병 ★★☆

혈당치(혈액 중의 포도당 농도)를 제어할 수 없게 되는 병. 혈당치 상승으로 안구 내의 혈관이 막혀 망막에 산소나 영양이 닿지 않게 되어, 눈이 침침한 증상을 일으킵니다.

● 구체적 증상 ●

☐ 사물이 잘 보이지 않는다

☐ 초점이 맞지 않는다

☐ 뿌옇게 보인다

☐ 안개가 낀 듯 보인다

신호가 나타나는 원인 〉 침침한 눈의 주된 원인은 눈의 피로입니다. 컴퓨터나 스마트폰 화면을 긴 시간 계속 보거나, 가까운 거리에서 보는 등 눈에 부담을 주는 습관 때문에 눈의 피로가 축적되곤 하지요.

긴 시간 한 자세로 일하는 사무직 종사자나 새우등처럼 등이 굽은 분도 눈의 침침함을 호소하곤 합니다. 이는 어깨나 목의 결림이 축적되어 근육이 경직되어서입니다. 눈만 침침한 게 아니라 이명, 편두통 등을 일으키기도 해요. 그 외의 원인은 다음과 같습니다.

눈물이 부족한 안구 건조증이 있어서, 각막의 상처나 건조로 눈이 침침해져서, 노안이 진행되어 눈의 초점을 맞추는 기능이 쇠약해져서 등등이지요.

게다가 백내장이나 녹내장, 당뇨병 등의 질병이 있어도 눈이 침침해집니다.

셀프케어는 이렇게 〉 자주 눈을 쉬게 해 주고, 눈 마사지를 하는 등의 방법으로 눈의 피로를 자주 풀어 주세요. 어깨와 목 근육 뭉침도 눈이 침침해지는 원인이니 바른 자세를 유지하고 꾸준히 운동해야 합니다.

또한, 콘택트렌즈 착용 등이 원인이 된 안구 건조증에서도 이 증상이 나타나니 안약을 자주 넣어 눈의 수분을 지켜 주세요. 그래야 눈이 쉽게 침침해지지 않습니다.

건조 때문에 생긴 각막 상처와 수정체가 탁해지는 백내장, 안압이 상승하는 녹내장, 당뇨병 등으로도 눈이 침침해지니 증상이 심하거나 오래 이어지면 의사의 진찰을 받아 보세요.

✛ **알쓸건상** ✛ 하루 3분 동안 복식 호흡만 해도 자율 신경이 조절됩니다.

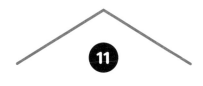

11

눈물이 난다

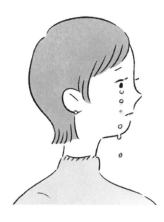

● 구체적 증상 ●

☐ 눈이 시리면서 눈물이 난다

☐ 울컥하면서 눈물이 난다

● 신호로 예측할 수 있는 병 ●

안검내반, 첩모내반, 첩모난생
★☆☆

속눈썹 일부가 안쪽으로 자라나 안구에 상처를 입히는 병. 선천성일 때가 많지만, 어른이 되어서 생기기도 합니다. 눈의 이물감, 눈곱, 충혈, 눈물 흘림 등의 증상이 나타납니다.

각막염 ★★☆

각막이 곰팡이나 세균에 감염돼 염증이 생기는 병. 통증이나 충혈 등의 증상이 나타나며, 심해지면 실명할 수도 있습니다.

감염성 결막염 ★★☆

안구와 눈꺼풀 뒤쪽에 있는 결막이 바이러스나 세균에 감염돼 염증이 생기는 병. 충혈, 눈곱, 눈물, 눈의 위화감, 발열 같은 증상이 나타납니다. 바이러스성이라면 감염력이 강합니다.

신호가 나타나는 원인 >

눈물은 눈을 촉촉하게 하고 건조함이나 이물질, 세균이나 바이러스 등으로부터 눈을 보호하는 역할을 합니다. 그런데 눈의 깜박임 횟수가 줄어들거나 안구 건조증으로 눈물이 감소하면 눈이 건조해져 눈물이 나오기 쉬운 상태가 됩니다.

또한, 눈에 이물질이 들어갔을 때도 인체의 자정 작용으로 눈물이 저절로 분비됩니다.

꽃가루와 집 먼지 등으로 생기는 알레르기 반응, 각막염, 감염성 결막염, 안검내반 등의 증상이 있을 때도 눈을 보호하기 위해 눈물이 분비됩니다.

그 밖에 강한 스트레스를 느끼거나 감정적 변화가 생겨도 눈물이 분비되지요. 눈물이 나면 부교감 신경이 교감 신경보다 우위를 점해 스트레스가 해소되기 때문입니다.

셀프케어는 이렇게 >

눈 자주 깜빡이기, 실내 가습에 신경 쓰기 등을 생활화해 눈이 건조해지는 일을 막으세요. 눈의 피로가 원인인 안구 건조에도 눈물이 나오니 눈에 부담을 주는 습관을 삼가시고요. 눈의 점막을 보호하는 비타민 C를 적절히 섭취하는 것도 도움이 됩니다.

이물질이 들어갔다면, 눈을 비비거나 안구를 직접 만지지 말아야 합니다. 상처나 감염의 원인이 되므로 안약을 넣어 이물질을 눈 밖으로 내보내는 것이 좋습니다. 혼자서 하기 어렵다면 병원에 찾아가시기 바랍니다. 눈물이 너무 많이 나거나, 가려움증, 통증, 충혈 등의 증상이 함께 나타날 때도 이를 내버려 두지 말고 의사의 진찰을 받아야 합니다.

✚ **알쓸건상** ✚ 　당을 급격히 제한하지 마세요. 적절하게 당을 제한하는 편이 몸에 더 좋습니다.

12

눈곱이
많이 생긴다

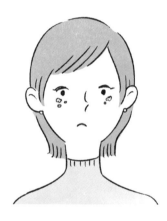

● 구체적 증상 ●

- ☐ 잠에서 깨었을 때 눈곱이 끼어 있다
- ☐ 걸쭉한 황록색 눈곱이 낀다
- ☐ 수분이 많은 눈곱이 낀다
- ☐ 하얗고 찐득찐득한 눈곱이 낀다

● 신호로 예측할 수 있는 병 ●

거대 유두 결막염 ★☆☆

콘택트렌즈 오염으로 안구에 염증이 생기는 병. 눈꺼풀 뒤쪽에 하얀 좁쌀 같은 것이 나고 가려움증, 충혈, 눈곱, 눈물 흘림 등의 증세가 나타납니다.

안검내반, 첩모내반, 첩모난생 ★☆☆

속눈썹 일부가 안쪽으로 자라나 안구에 상처를 입히는 병. 선천성일 때가 많지만, 어른이 되어서 나타나기도 합니다. 눈의 이물감, 눈곱, 충혈, 눈물 흘림 등의 증상이 나타납니다.

감염성 결막염 ★★☆

안구와 눈꺼풀 뒤쪽에 있는 결막이 바이러스나 세균에 감염되어 염증이 생기는 병. 충혈, 눈곱, 눈물, 눈의 위화감, 발열 등의 증상이 나타납니다. 바이러스성이라면 잘 감염됩니다.

각막궤양 ★★☆

콘택트렌즈 등으로 생긴 상처에 세균 감염이 일어나 각막에 궤양이 생기는 병. 눈곱, 눈물, 충혈, 통증 등의 증세가 나타나며 자칫 실명할 수도 있습니다. 알레르기성 궤양도 있습니다.

신호가 나타나는 원인 > 눈곱은 눈의 대사 활동으로 생기는 노폐물입니다. 정상적인 눈곱은 희고 소량입니다.

그러나 고름 상태인 황록색 눈곱, 희고 점성이 있는 눈곱, 물처럼 흐르는 눈곱이 끼었다면, 이는 눈에 문제가 생겼다는 의미입니다.

감염성 결막염 중에서도 고름 상태인 황록색 눈곱은 세균 감염으로 나타나며 세균성 결막염이 의심됩니다. 희고 점성이 있는 눈곱은 바이러스 감염으로 나타나며 바이러스성 결막염일 가능성이 있습니다. 수분이 많아 물처럼 흐르는 눈곱은 꽃가루 알레르기 등의 알레르기 반응으로 분비되곤 합니다.

셀프케어는 이렇게 > 눈곱이 많이 낀다면 깨끗한 티슈나 면봉으로 부드럽게 제거합니다. 그리고 평소에 눈을 청결하게 유지하세요.

눈 화장은 눈 오염의 원인이니 가능한 한 꼼꼼하게 지워야 합니다.

평소와 다른 형태나 색깔의 눈곱이 눈에 낀다면 염증이 의심되므로 신속하게 의사의 진찰을 받아보세요.

또한, 결막염 눈곱 안에는 바이러스나 세균이 있을 가능성이 큽니다. 눈곱을 만졌다면 반드시 손을 소독하세요. 그러지 않으면 반대쪽 눈이 감염되거나 타인에게 옮길 수도 있습니다.

✛ 알쓸건상 ✛ 머리를 감을 때 핸드 마사지로 굳은 두피를 풀어 주세요. 얼굴 처짐을 막고, 기미를 예방하는 데 좋습니다.

13

눈꺼풀 및 주변 피부 경련

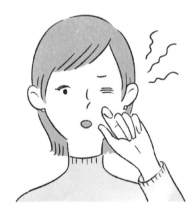

안검경련 ★☆☆

눈 주변의 근육(눈둘레근)이 과도하게 작용하여 눈 깜박임의 움직임을 제어할 수 없게 되는 병. 눈꺼풀에 경련이 일어나거나 눈 깜빡임이 너무 잦아지는 등의 증상이 나타납니다.

틱 ★☆☆

신체 일부가 자기 의사와 관계없이 반복적으로 움직이는 병. 원인은 알려지지 않았지만, 유전이나 스트레스 등을 요인으로 예상합니다. 눈 깜박거리기, 얼굴 찡그리기, 고개 흔들기 등의 증상을 보입니다.

편측안면경련 ★★☆

안면 신경을 압박하여 얼굴 일부가 자기 의사와 상관없이 경련하는 병. 대개 한쪽 얼굴에만 수 초 혹은 수십 초의 경련이 일어납니다.

● 구체적 증상 ●

☐ 한쪽 위 눈꺼풀이나 아래 눈꺼풀이 실룩샐룩 경련한다

☐ 눈꺼풀 외 얼굴 일부도 경련한다

신호가 나타나는 원인 >   눈의 피로나 수면 부족, 스트레스 등으로 자기 의사와 상관없이 눈둘레근(눈 주위에 있는 도넛 모양의 근육)에서 경련이 일어날 수 있습니다.

이럴 때는 대개 한쪽 위 눈꺼풀이나 아래 눈꺼풀이 실룩샐룩 경련하며, 대부분 몇 분 안에 증상이 사라집니다.

동시에 눈 깜빡임이 증가하거나 빛이 눈부시게 느껴지거나 눈에 이물감이 느껴지거나 눈이 건조해지는 등의 증상을 보이기도 합니다.

자기 의사와 관계없이 눈꺼풀 이외의 부분에도 경련이나 제멋대로의 움직임이 생기는 병에는 안검경련, 편측안면경련, 틱 등이 있습니다.

셀프케어는 이렇게 >   긴 시간 컴퓨터나 스마트폰 화면을 볼 때는 일정한 시간을 두고 눈을 쉬게 해서 눈의 피로를 덜어 주세요.

눈꺼풀 경련은 피로감을 전하는 알람입니다. 부디 눈을 혹사하지 말고 피로가 쌓이는 걸 막아 주세요.

블루라이트 차단 렌즈를 사용하고, 마사지를 해 주고, 눈을 따뜻하게 하는 등의 관리도 눈의 피로 예방에 효과적입니다.

자기 의사와 상관없이 눈꺼풀 이외의 부분에 경련이 일어나거나 제멋대로 움직인다면 질병일 가능성이 있으니 의사와 상담하세요.

+ **알쓸건상** +   녹차를 마셔 보세요. 녹차는 항균력을 높여 줍니다.

14

눈꺼풀 부기,
종기

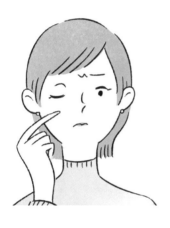

● 구체적 증상 ●

☐ 눈꺼풀이 붓는다

☐ 눈이 가려우면서 이물감이 느껴진다

☐ 눈이 충혈되거나 아프다

● 신호로 예측할 수 있는 병 ●

알레르기성 결막염 ★☆☆

안구에 꽃가루 등의 알레르기 물질이 붙어 안구와 눈꺼풀 뒷면을 덮는 결막에 염증이 생기는 병. 눈꺼풀의 부기와 눈의 가려움증, 충혈, 이물감 등이 생깁니다. 꽃가루 알레르기로 발병할 때가 많습니다.

다래끼(맥립종) ★☆☆

속눈썹 모근이나 땀샘이 세균에 감염돼 염증이 생기는 병. 눈꺼풀의 부기와 홍조, 눈의 이물감 등의 증상이 나타납니다. 치료 후에 응어리가 남기도 합니다.

콩다래끼(산립종) ★★☆

눈꺼풀 뒤쪽에 있는 눈꺼풀판샘에 육아종이라는 응어리가 생기는 병. 초기에는 육아종과 그 주변의 눈꺼풀이 붓습니다.

안검염 ★★☆

눈꺼풀의 피부나 속눈썹이 나는 곳에 염증이 생기는 병. 눈꺼풀의 부기나 눈의 가려움증, 홍조, 염증, 궤양 등의 증상이 나타납니다.

신호가 나타나는 원인 > 눈의 안쪽 점막까지 눈 화장을 한 탓에 이물질이 눈에 들어가거나, 더러운 손으로 눈을 비비거나, 콘택트렌즈를 낀 상태로 장시간 눈을 내버려 두면 세균에 감염되거나 염증이 생겨 눈꺼풀이 붓는 일이 많습니다.

또한, 꽃가루 같은 알레르기 물질로 결막에 염증이 생겨 붓기도 하지요.

눈꺼풀의 부기나 종기를 일으키는 병으로는 갑상샘항진증 같은 교원병, 눈이 움푹 들어간 부분에 세균 감염과 염증이 일어나는 안와봉와직염 등이 있습니다.

셀프케어는 이렇게 > 눈꺼풀의 부기는 세균 감염이나 알레르기 반응으로 대개 생깁니다. 그러니 눈을 청결하게 유지하고 이물질이 들어가지 않도록 주의하세요. 특히, 더러운 손으로 눈을 비비거나 화장품이 눈에 들어가면, 염증의 원인이 되어 부기를 일으킬 수 있습니다.

충혈이나 가려움증, 통증 등이 함께 나타나거나, 눈을 감을 수 없을 정도로 눈꺼풀이 붓거나, 답답함, 신체 부종, 입술 부기 같은 증상이 있다면 질병일 가능성이 있습니다. 신속하게 의사의 진찰을 받아 보세요.

또한, 결막염 증상이 심해지면 시력이 떨어질 수 있습니다. 반드시 의사의 치료를 받으세요.

✛ **알쏠건상** ✛   아침에는 물로만 가볍게 세안해도 됩니다.

15

사물이
두 개로 보인다

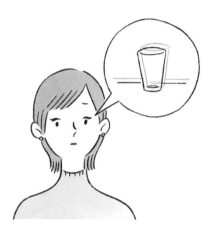

● 구체적 증상 ●

☐ 한쪽 눈만 사물이 두 개로 보인다

☐ 양쪽 눈 모두 사물이 두 개로 보인다

● 신호로 예측할 수 있는 병 ●

근시, 원시, 난시 ★☆☆

망막이 초점을 잘 맞출 수 없게 되는 병. 근시는 먼 곳이 잘 보이지 않게 되고 원시는 가까운 곳이 잘 보이지 않게 됩니다. 난시는 사물이 이중으로 보입니다.

백내장 ★★☆

나이가 들면서 수정체의 단백질이 변질되어 시야가 흰색이나 황색, 갈색으로 흐려 보이는 병. 눈이 침침하거나 흐려지고, 시력 저하, 눈부심 등의 증상을 동반합니다.

수정체 탈구, 수정체 편위 ★★☆

수정체 탈구는 두께를 변화시켜 렌즈 역할을 하는 수정체가 외상 등의 요인으로 위치가 어긋나는 병입니다. 사물이 이중으로 보이거나 시력 저하 등이 일어납니다. 수정체 편위는 선천적으로 수정체가 어긋나는 병입니다.

뇌신경 장애 ★★★

뇌와 뇌신경에 장애가 생기면 신경 전달에 어려움을 겪게 됩니다. 그 때문에 얼굴 주변 근육이 제대로 움직이지 못하는 병으로, 사물이 이중으로 보이거나, 실명, 눈의 경련 등 다양한 증상이 나타납니다.

신호가 나타나는 원인 >

눈이 피로해지면 눈 주변에 있는 눈둘레근이 긴장하여 사물이 이중으로 보일 때가 있습니다. 그러면 눈이 침침해지고, 눈꺼풀이 경련할 뿐 아니라, 목 결림, 어깨 결림, 두통 등의 증상이 함께 나타나곤 하지요.

또한, 근시, 원시, 난시가 되면 망막이 초점을 잘 맞출 수 없게 되어 사물이 이중으로 보이거나 멀리나 가까운 곳이 잘 보이지 않게 됩니다. 수정체가 탁해지는 백내장에 걸려도 사물이 이중으로 보이는 증상이 발생할 수 있습니다. 이런 질병들은 한쪽 눈으로 봐도 사물이 이중으로 보이는 특징이 있습니다. 뇌신경 장애나 뇌졸중 같은 질병으로 시신경이나 근육의 마비가 일어나면 두 눈으로 봤을 때만 사물이 이중으로 보이는 증상이 발생합니다.

셀프케어는 이렇게 >

눈의 피로나 어깨 결림, 목 결림을 해소하는 방법을 적극적으로 찾으세요. 질 높은 잠을 자는 것도 중요합니다.

근시, 원시, 난시를 내버려 두면 시력이 더욱 나빠지거나 눈의 피로가 쌓이는 원인이 될 수 있습니다. 그러니 안경이나 콘택트렌즈로 시력을 최적의 상태로 조정하세요.

침침한 눈, 흐릿한 눈, 시력 저하 같은 증상이 함께 나타난다면 백내장을 의심해 보아야 합니다. 그럴 때는 의사의 진찰을 받아 보세요.

한쪽 눈으로 보면 문제가 없는데, 양쪽 눈으로 보면 사물이 이중으로 보일 때도 있습니다. 두통이나 현기증 같은 증상도 수반한다면, 뇌 질환일 수 있으니 신속하게 의사의 진찰을 받으시기 바랍니다.

+ 알쓸건상 + 몸이 차가워지지 않도록 잘 관리하세요. 냉증은 불안이나 슬픔을 관장하는 뇌의 편도체를 폭주하게 해 부정적인 생각이 자꾸 들게 합니다.

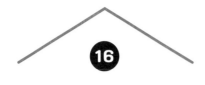

16

시야가 좁다

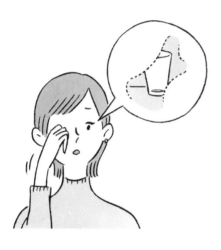

• 구체적 증상 •

☐ 시야가 좁아진다

• 신호로 예측할 수 있는 병 •

녹내장 ★★☆

급성이면 급격히 안압이 상승해 시신경에 장애가 일어나는 병. 좁은 시야, 침침한 눈, 눈의 통증, 두통이나 구토 등의 증세가 나타납니다. 내버려 두면 실명하기도 합니다.

망막 색소 변성증 ★★☆

망막 세포에 이상이 생기는 난치병. 시야가 좁아지고, 어두운 장소에서 사물을 잘 구별하지 못하고(야맹), 시력이 저하되는 등의 증상이 매우 천천히 진행됩니다.

망막박리 ★★☆

망막에 구멍이 생기는 병. 눈앞에 검은 벌레 같은 것이 움직이는 것처럼 느껴지는 비문증, 시야가 무언가에 가려진 듯 느껴지거나 시야의 일부에 빛을 감지하는 광시증, 사물이 일그러져 보이는 등의 증상이 나타납니다.

뇌경색 ★★★

뇌혈관에 장애가 생겨 뇌에 산소나 영양이 닿지 않는 병. 뇌의 신경 세포가 괴사해 손발 저림이나 마비, 구토, 두통, 시력 저하, 색각이상 같은 증상이 나타납니다.

60   제2장 얼굴

신호가 나타나는 원인 >

시야는 기본적으로 위아래로 각각 60도 정도, 왼쪽과 오른쪽으로 각각 150도 정도 보이게 되어 있습니다. 시야의 가장자리가 이보다 안쪽이라면 시야가 좁아지고 있다고 판단할 수 있어요.

시야가 좁아지는 원인은 시신경 등 눈에 문제가 있을 때 혹은 뇌경색이나 뇌종양 등으로 뇌에 문제가 생겼을 때입니다.

한쪽 눈에 시야 결손이 생기면 반대쪽 눈이 그 결손을 보충합니다. 그러한 기능 때문에 눈의 이상함을 못 느끼거나, 너무 늦게 알아채 병세가 더 심해지기도 합니다.

셀프케어는 이렇게 >

녹내장을 비롯한 눈의 질병은 대개 나이가 들면서 진행되는 경우가 많습니다.

평소에 가능한 한 눈을 혹사하지 않고 눈을 청결하게 유지해야 합니다. 눈을 소중히 다뤄 주세요.

만약 시야가 좁아지거나 평소와 다른 변화가 조금이라도 느껴진다면 즉시 병원에 가시기를 권합니다. 최악의 경우 실명의 위험에 노출되니 가능한 한 신속히 대처해야 합니다.

또한, 손발 저림이나 두통 등의 전신 증상이 함께 나타난다면 뇌경색이나 뇌종양 같은 뇌 질환일 수도 있으니 꼭 의사에게 진찰받아 보시고요.

✦ **알쓸건상** ✦　얼굴뿐만 아니라 두피도 자외선으로부터 보호해 주어야 합니다.
자외선은 탈모와 흰머리의 원인이 됩니다.

색 구분이
어렵다

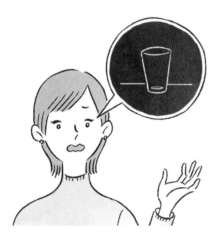

● 구체적 증상 ●

☐ 풍경이나 사물이 흑백으로 보인다

☐ 풍경이나 사물이 황색이나 갈색으로
　보인다

☐ 풍경이나 사물이 하얗고 탁해 보인다

● 신호로 예측할 수 있는 병 ●

색각이상 ★☆☆

눈 안쪽, 망막으로 색을 인식하는 세포(추상체)에 장애가 생겨 빨강, 초록, 파랑의 3가지 색소 중 전부, 혹은 일부가 기능하지 않게 되는 병. 선천성이 많지만, 시신경 이상이나 망막 이상 등으로도 생깁니다.

망막 질환 ★★☆

신경 세포와 신경 섬유로 된 망막에 장애가 일어나, 색각에 이상이 생기는 병. 나이관련황반변성증, 당뇨병 망막증 등이 있습니다.

시신경 질환 ★★☆

시신경에 장애가 일어나 색깔 정보가 제대로 뇌에 전달되지 않게 되는 병입니다.

백내장 ★★☆

나이가 들면서 수정체의 단백질이 변질되어 시야가 흰색이나 황색, 갈색으로 흐려 보이는 병. 눈이 침침하거나 흐려지고, 시력이 떨어지며, 빛이 눈부시게 보이는 등의 증상을 동반합니다.

신호가 나타나는 원인 > 눈 안쪽의 망막에는, 색을 인식하는 세포(추상체)와 명암을 인식하는 세포(간체)와 같은 시각 세포가 있습니다. 추상체는 빨강, 초록, 파랑의 3가지 색소를 인식하여 색을 뇌에 전달합니다. 그런데 이 추상체에 장애가 생기면, 색소를 인식하는 기능이 약해지거나 전혀 기능하지 않게 되는 색각이상이 발생합니다.

색을 정확하게 식별할 수 없는 질병에는 망막 질환과 시신경에 장애가 생기는 시신경 질환이 있을 수 있습니다. 또한, 색을 식별하는 뇌의 후두엽에 뇌경색 같은 심각한 장애가 생겨도 시야와 색 식별에 이상이 생깁니다.

강한 스트레스 등의 심인성으로 색각이상이 발생하기도 합니다.

셀프케어는 이렇게 > 선천성 색각이상이 아니라 갑자기 색을 바르게 식별할 수 없게 되었다면, 눈과 뇌에 심각한 질환이 발생했을지도 모릅니다. 이대로 내버려 두면 실명이나 눈 기능 저하가 올 수 있으며, 심각한 뇌 질환으로 생명에 지장이 있을 수도 있으니 지체하지 말고 바로 의사의 진찰을 받으세요.

추상체 같은 시각 세포는 나이가 들면서 줄어듭니다. 정보를 전달하는 시신경이나 전달된 정보를 식별하는 대뇌 신경 전달 물질의 기능도 자연히 떨어지기 마련이죠. 그러니 가능한 한 눈의 노화를 가속화하는 생활 습관(흡연, 자외선, 블루라이트, 스트레스, 과도한 운동, 폭음과 폭식 등)을 자제해야 합니다.

아연이나 비타민 등 눈에 좋은 영양소를 적절하게 섭취하는 것도 노화를 막는 좋은 방법입니다.

✦ **알쓸건상** ✦ 입으로 하는 호흡은 만병의 근원입니다. 지금부터 코로 호흡하는 습관을 들여 보세요.

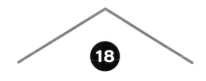

18

눈의 출혈

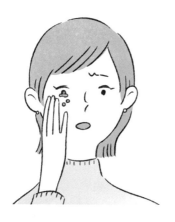

● 구체적 증상 ●

☐ 흰자위에 붉은 얼룩이 번진다

☐ 눈에서 피가 흐른다

● 신호로 예측할 수 있는 병 ●

급성 결막염 ★☆☆

안구와 눈꺼풀 뒤쪽에 있는 결막이 바이러스나 세균에 감염되면서 생기는 염증. 바이러스성이라면 잘 감염됩니다. 눈의 가려움증이나 위화감, 눈곱 등의 증상이 함께 나타납니다.

결막하출혈 ★★☆

어떤 원인으로 결막 아래에 있는 혈관이 찢어져 출혈이 일어나는 병. 50세 이상에서 많이 나타나며, 고혈압이나 당뇨병 등으로 생기기도 합니다.

특발성혈소판감소성자반증 ★★☆

혈액을 굳히는 역할을 하는 혈소판이 극단적으로 줄어들어 피가 잘 멈추지 않게 되는 병. 눈의 출혈, 코피, 잇몸 출혈, 피부에 점상 출혈이 일어나거나 멍이 들기도 합니다.

초자체출혈 ★★☆

외상이나 당뇨병 등으로 눈 안쪽 망막에 출혈이 일어나는 병. 병증이 반복되면 망막박리를 일으킵니다. 급격한 시력 저하가 오고, 붉은색이 보이는 등의 증상이 나타납니다.

신호가 나타나는 원인 ❯

눈 주변을 무언가에 부딪치거나 안구에 상처가 생기는 등의 외상을 입지 않았는데도 눈에서 피가 난다면 질병이 있다는 증거입니다.

눈의 출혈을 수반하는 질병에는 바이러스나 세균 등의 감염으로 일어나는 감염성 결막염이 있습니다. 고혈압이나 당뇨병 등으로 눈의 혈관이 찢어져 피가 나는 결막하출혈이나 초자체출혈도 있습니다. 알레르기성 결막염 등으로 눈을 강하게 문질러 피가 나기도 합니다.

그 밖에 뇌경색이나 심방세동 치료제(항응고제)의 부작용으로 결막하출혈이 일어나는 경우도 있습니다.

혈소판이 극단적으로 감소하여 피가 잘 멈추지 않는 특발성혈소판감소성자반증이 있어도 눈의 출혈이 발생합니다.

셀프케어는 이렇게 ❯

외상이 원인이 되어 눈에서 피가 난다면, 시력 저하나 실명을 일으킬 수 있으니 반드시 의사의 진찰을 받으세요.

또한, 콘택트렌즈의 잘못된 관리로 각막궤양이 생겨 피가 나기도 하니 렌즈를 항상 청결하게 유지하세요. 일회용 콘택트렌즈를 장기간 사용하거나, 며칠 동안 계속 착용하면 문제의 원인이 되니 반드시 자기 전에 빼야 합니다.

감염증, 결막염 등의 질병으로 나타나는 출혈은 실명으로 이어지거나 생명을 위협할 수 있습니다. 가능한 한 신속하게 의사의 진찰을 받아 보세요.

특히 결막하출혈이나 초자체출혈, 망막중심정맥폐색증 같은 질병은 고혈압이나 당뇨병과 함께 발병하는 예가 많으니, 해당 지병이 있다면 각별한 주의가 필요합니다.

✚ **알쓸건상** ✚　땀은 천연 에센스! 운동이나 목욕 등으로 대사량을 올려 땀을 많이 흘리도록 하세요.

19

이명

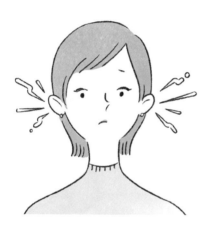

● 구체적 증상 ●

☐ 한쪽 귀에서 이명이 들린다

☐ 양쪽 귀에서 이명이 들린다

☐ 날카로운 쇳소리가 들린다

☐ 낮게 '윙' 하는 이명이 들린다

● 신호로 예측할 수 있는 병 ●

노인성 난청 ★☆☆

나이가 들면서 귀의 달팽이관이 쇠약해져 고음역, 중음역, 저음역으로 점점 소리가 잘 들리지 않게 되는 병. 이명 외에 현기증이 함께 나타나기도 합니다.

돌발성 난청 ★★☆

어떠한 이유로 내이(속귀)에 장애가 일어나 갑자기 난청이 되는 병. 대개 한쪽 귀에만 증상이 나타나며, 이명, 현기증, 귀가 막힌 듯한 느낌이 듭니다.

메니에르병 ★★☆

내이(속귀) 안에 림프액이 지나치게 쌓여 물집처럼 되는 병. 발작적으로 심한 현기증이 일어나며 이명, 난청 등의 증상이 함께 나타납니다. 반복해서 증상이 나타나는 특징이 있습니다.

이관협착증 ★★☆

귀의 기압을 조정하고 있는 이관(유스타키오관)이 좁아지는 병. 중이(가운데귀)의 기압이 낮아지면서 고막이 안쪽으로 당겨져 소리를 듣기 어려워집니다. 귀 통증, 이명, 위화감 등의 증상이 나타납니다.

신호가 나타나는 원인 >

기압의 변화, 폭음이나 폭발, 갑자기 조용한 공간으로 들어갈 때 일시적으로 이명이 나타날 수 있습니다. 하지만 일상생활에서 일어나는 이명은 대개 몇 분 안에 낫습니다.

노화, 스트레스, 피로, 중이나 내이 문제, 대량의 귀지, 이물질 등도 만성적인 이명을 일으킬 수 있습니다.

만성 이명을 일으키는 질병으로는 귀 기능 장애나 전신 질환 등을 생각할 수 있습니다. 특히 날카로운 쇳소리는 메니에르병, 돌발성 난청, 스트레스가 그 원인이며, 저음 이명은 이관협착증이 주된 원인일 때가 많습니다.

이외에도 당뇨병이나 고혈압 등 혈압 이상, 약물 부작용 같은 다양한 이유로 이명이 생깁니다.

셀프케어는 이렇게 >

이명은 다양한 귀나 신체 질환, 기타 요인으로 나타납니다. 만성적으로 이어지면 의사의 진찰을 받으세요.

돌발성 난청이나 메니에르병은 피로나 스트레스 등으로도 나타나기 쉽습니다. 조용한 장소에서 휴식을 잘 취하고 심신을 편안히 쉬게 해 주는 게 중요합니다.

또한, 일상생활에서 이어폰 같은 기기를 사용해 큰 소리에 자주 노출되면 나이가 젊어도 음향 외상으로 난청이 생길 수 있습니다. 귀를 혹사하는 나쁜 습관을 없애려고 노력하세요.

✚ **알쓸건상** ✚　　변비를 해소하고 싶다면 목욕하면서 장 마사지를 해 보세요.

20

소리가
잘 들리지
않는다

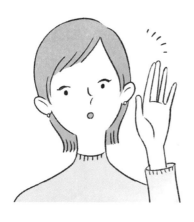

● **구체적 증상** ●

☐ 소리가 뭉툭하게 들린다
☐ 소리가 작게 들린다

● **신호로 예측할 수 있는 병** ●

노인성 난청 ★☆☆

나이가 들면서 귀의 달팽이관이 쇠약해져 고음역, 중음역, 저음역으로 점점 소리가 잘 들리지 않는 병. 이명 외에 현기증이 함께 나타나기도 합니다.

이관협착증 ★★☆

귀의 기압을 조정하고 있는 이관(유스타키오관)이 좁아지는 병. 중이(가운데귀)의 기압이 낮아지면서 고막이 안쪽으로 당겨져 소리를 잘 듣지 못하거나, 귀 통증, 이명, 위화감 등의 증상이 나타납니다.

돌발성 난청 ★★☆

어떠한 이유로 내이(속귀)에 장애가 생겨 갑자기 난청이 되는 병. 대개 한쪽 귀에만 증상이 나타나며, 이명, 현기증, 귀에 뭔가가 꽉 찬 듯한 느낌이 듭니다.

청신경 종양 ★★★

귀 안쪽에 있는 소뇌 교각부에 양성 종양이 생기는 병. 소리가 잘 들리지 않게 되고, 삼차신경통(안면통), 안면 마비, 걸을 수 없게 되는 등의 장애가 생깁니다.

신호가 나타나는 원인 > 귀에 이상이 없어도 기압의 변화로 일시적으로 소리가 잘 들리지 않을 수 있습니다. 강한 스트레스를 받아 발작적으로 난청이 생길 수도 있습니다.

노인성 난청은 난청을 일으키는 귓병 중 가장 많이 나타납니다. 내이 장애로 급격하게 난청을 일으키는 돌발성 난청이나, 약물 복용이 원인이 되어 내이 장애로 이어지는 약제성 난청도 있지요.

그 밖에도 삼출성 중이염, 급성 화농성 중이염 등의 중이염이나 이관협착증, 청신경 종양, 외림프루 등 난청 증상이 나타나는 질병은 매우 많습니다.

셀프케어는 이렇게 > 수중이나 상공 등 기압의 급격한 변화로 생긴 난청 증상은 하품을 하면 사라집니다.

난청은 스트레스를 받기 쉬운 사람에게 생기곤 하니 심신에 무리가 가지 않도록 일상생활에서 주의를 기울여야 합니다.

요즘은 라이브 공연을 관람하거나, 이어폰을 낀 채 큰 소리를 듣는 탓에 내이의 달팽이관이 손상되어 음향 외상을 겪는 환자가 늘어나는 추세입니다. 평소 귀에 부담이 가지 않도록 볼륨을 적절히 조절하여 음악을 듣고, 조용한 장소에서 귀를 쉬게 하는 습관을 의식적으로라도 기르려고 애써 보세요.

비타민 B12를 적절하게 섭취해도 난청 예방에 효과가 있습니다. 만성적으로 난청이 계속되면 질병일 수 있으니, 내버려 두지 말고 꼭 병원에 가 보세요.

✦ 알쓸건상 ✦ 심장병 예방에는 올리브유가 좋습니다.

귀 가려움

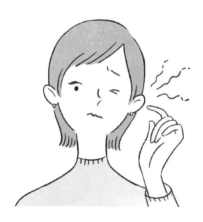

● 구체적 증상 ●

☐ 귓속이 가렵다

외이도습진 ★☆☆

외이도 피부 트러블로 습진이 생기는 병. 누런 분비액이 나오거나 외이(바깥귀)의 가려움증 등이 나타납니다. 귀 청소를 계속하면 더 상태가 나빠져 외이도염으로 이어질 수 있습니다.

외이도염 ★★☆

외이도에 생긴 상처가 세균이나 곰팡이에 감염돼 만성 염증을 일으키는 병. 눅눅한 귀지가 생기거나, 통증, 부기, 난청, 가려움증, 귀에 뭔가가 꽉 찬 듯한 이충만감 등의 증상이 나타납니다.

외이도진균증 ★★☆

외이도에 생긴 상처가 곰팡이에 감염되어 번식하는 병. 귀 가려움, 악취 나는 귀지, 통증, 난청, 귀가 뭔가에 꽉 막힌 듯한 이충만감 등의 증상이 나타납니다.

신호가 나타나는 원인 >

귀가 가려운 가장 잦은 요인은 바로 외이도염입니다.

외이도는 귓구멍의 입구에서 고막에 이르는 통로로, 귀 청소 같은 심한 자극이 귀에 가해져 상처가 생기거나, 귀 안으로 물이 들어와 감염이 생기면 외이도염으로 이어집니다.

주요 증상은 홍조, 가려움증, 통증 등이며, 가렵다고 더욱 강한 자극을 주면 상태가 더 나빠질 수 있습니다. 농이나 귀 고름, 출혈이 생기거나 분비물에 막혀 귀가 잘 들리지 않게 되기도 하니 주의하세요.

외이도에 생긴 상처가 아스페르길루스 등의 곰팡이균에 감염되어 외이도진균증에 걸릴 때도 있습니다. 그러면 가려움증이나 통증뿐 아니라 악취 나는 귀지, 귀에 뭔가가 꽉 찬 듯한 이충만감, 난청 등의 증상이 나타납니다.

셀프케어는 이렇게 >

외이도에 지나친 자극이 가해지면 질병의 요인이 되므로 귀 청소는 월 1~2회가 적당합니다. 게다가 귀지는 외이도 바깥쪽 3분의 1까지밖에 쌓이지 않습니다. 그러니 귀 청소는 그 지점 이상 넘어가지 않도록 하세요. 무리하게 안까지 비집어 귀이개를 넣으면 트러블이 생길 수밖에 없습니다.

귀지가 쌓이면 가려움을 느끼기도 하지만, 일시적인 증상이라면 문제가 없습니다. 그러나 심한 가려움증, 오랜 기간 이어지는 통증이나 분비액 등의 증상이 함께 나타난다면 질병일 가능성이 있습니다. 이때는 참지 말고 이비인후과에서 진찰을 받아 보세요.

✦ **알쏠건상** ✦ 등 푸른 생선, 치즈, 올리브유, 커피, 녹차, 적포도주는 치매 예방에 효과적입니다.

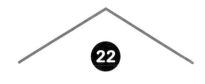

귀의 통증

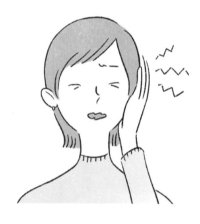

● 구체적 증상 ●

☐ 귓속이 아프다
☐ 외이도 전체가 아프다

● 신호로 예측할 수 있는 병 ●

이관협착증 ★★☆

귀의 기압을 조정하고 있는 이관(유스타키오관)이 좁아지는 병. 중이(가운데 귀)의 기압이 낮아지면서 고막이 안쪽으로 당겨져 소리를 잘 듣지 못하게 됩니다. 귀 통증, 이명, 위화감 등의 증상이 나타납니다.

인두염 ★★☆

인두가 바이러스나 세균에 감염되어 염증이 생기는 병. 인후통, 기침, 발열, 권태감, 림프 부기 등의 증세가 나타납니다. 상태가 나빠지면 귀의 통증을 일으키기도 합니다.

턱관절 장애 ★★☆

여러 원인으로 턱관절 상태가 나빠지는 병. 증상이 진행되면 입을 크게 벌리지 못하고, 귓속에 통증이 생길 수 있습니다.

유행성 이하선염(볼거리) ★★☆

볼거리 바이러스에 감염되어 귀밑 이하선에 염증이 생기는 병. 귀 통증, 고열, 식욕 부진, 두통, 구토 등의 증세가 나타납니다.

신호가 나타나는 원인 > 수중이나 상공 등에서 급격한 기압 변화에 노출되면 고막은 강한 압력을 받습니다. 그 때문에 통증을 느끼는 일이 종종 있지요. 귀이개를 깊숙이 넣거나 귓속을 강하게 자극하여 외이도나 고막을 손상했을 때도 통증을 느낍니다.

고막에 구멍이 나고 고름이 나오는 중이염, 바이러스나 세균 감염으로 생기는 외이도염, 이관이 닫히는 이관협착증을 앓아도 귀 통증 등 다양한 증상이 나타납니다.

그 외, 인두염이나 턱관절 장애 등, 귀 이외의 목과 턱에 질병이 있어도 귀 통증을 일으킬 수 있습니다.

셀프케어는 이렇게 > 기압의 급격한 변화로 생긴 귀 통증이 가라앉지 않는다면 침을 삼키거나 하품을 해서 고막의 압력을 낮춰 주세요.

귀 통증의 원인이 되는 외이도와 고막 손상을 방지하려면 귀 청소는 월 1~2회 정도로 제한하며 귀를 청소하는 범위도 외이도 바깥쪽 3분의 1에 그쳐야 합니다.

만성 통증, 가려움증, 난청, 이명 등이 함께 나타난다면 질병의 신호일 수 있으니 반드시 이비인후과에서 진찰받아 보세요.

목과 턱 질환을 앓아도 귀 통증이 생길 수 있으니, 귀에 이상이 느껴지면 우선 의사와 상담하세요.

✦ **알쓸건상** ✦ 집중력을 높이려면 적당한 탄수화물(당질)을 섭취해야 합니다.

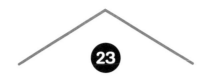

23

귀지의 이상

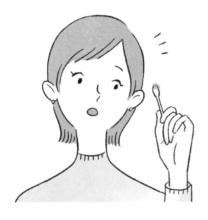

귀지색전 ★☆☆

귀지가 너무 많아져서 귓구멍이 좁아지는 병. 난청, 이명, 귀에 뭔가가 꽉 찬 듯한 이충만감, 자신의 목소리가 크게 들리는 등의 증상이 나타납니다.

외이도염 ★☆☆

외이도에 생긴 상처가 세균이나 곰팡이에 감염되어 만성 염증을 일으키는 병. 귀지가 눅눅해지거나, 통증, 부기, 난청, 가려움증, 이충만감 등의 증상이 나타납니다.

외이도진균증 ★★☆

외이도에 생긴 상처가 곰팡이에 감염되어 번식하는 병. 귀가 가렵거나, 귀지에서 악취가 나거나, 이충만감, 통증, 난청 등의 증상이 나타납니다.

● 구체적 증상 ●

☐ 귀지가 유별나게 많다

☐ 귀지가 눅눅하다

☐ 귀지에서 악취가 난다

신호가 나타나는 원인 >

귀 안쪽까지 귀 청소를 하거나 귀 청소를 너무 자주 하면 외이도가 자극받고, 귀지가 더 안으로 들어가 문제가 발생합니다. 그렇게 귓속 상처에 감염 및 염증이 일어나 귀지에 문제가 생기죠. 구체적으로는 귀지의 양이 늘어나고, 귀지가 노랗고 눅눅해지며, 악취가 나게 됩니다. 또 귓속 가려움증, 통증, 부기 같은 증상도 나타납니다.

귀 질환으로 귀지의 양이 너무 늘어나면 외이도가 좁아져 난청과 이명으로 이어지기도 합니다.

셀프케어는 이렇게 >

귀지는 귀지샘이나 피지선에서 나온 분비액이나 오래된 피부, 먼지 등이 굳어진 물질입니다. 따라서 적절한 시기가 되면 자연스럽게 배출됩니다. 게다가 외이도 바깥쪽 3분의 1에서밖에 나오지 않기에 안쪽에는 쌓이지도 않습니다. 그러니 귀 청소를 할 때는 바깥쪽에서만 하고, 횟수는 월 1~2회 정도로 제한하세요. 귀 청소를 너무 자주 하거나 면봉을 귓속까지 넣는 행위 또한 삼가세요.

귀지의 양이 평소보다 많거나 눅눅하다면, 귀지에서 악취가 나거나 귀지 색이 변했다면, 반드시 이비인후과에서 진찰을 받으시기 바랍니다.

애초에 귀지가 눅눅한 체질인 분도 있습니다. 그래도 평소 상태보다 귀지가 습하다고 느껴진다면 이게 질병은 아닐지 의심해 보시는 편이 좋습니다.

✛ **알쓸건상** ✛   좋아하는 향을 지닌 목욕용품을 활용해 뇌까지 릴랙스해 보세요.

24

귀의 출혈, 고름

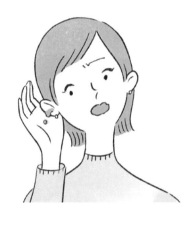

● 신호로 예측할 수 있는 병 ●

귓바퀴연골막염 ★☆☆

외상을 입거나, 벌레에 물리거나, 피어싱 등으로 귓바퀴가 녹농균 등에 감염되는 병. 귓바퀴가 붓거나, 홍조, 통증, 출혈 등의 증상이 나타납니다.

외이도염, 외이도습진 ★☆☆

외이도염은 과다한 귀 청소 등으로 자극받은 외이도에 염증이 생기는 병입니다. 이때 출혈이나 통증이 나타납니다. 외이도습진에 걸리면 노란색 분비액이 나오거나 가려움을 느낍니다.

중이염 ★☆☆

고막에 생긴 구멍(천공)에서 계속 고름이 나오는 병. 귀 통증, 난청, 발열이 주요 증상이며 귀에서 액체가 나오고 드물게 출혈이 생기기도 합니다.

수포성 고막염 ★★☆

인플루엔자 같은 바이러스 감염으로 고막 표면에 물집이 생기는 병. 극심한 통증이 나타나며, 귀가 꽉 막힌 듯한 먹먹함, 출혈 등의 증상을 보입니다. 젊은 여성에게서 많이 나타나는 병입니다.

● 구체적 증상 ●

☐ 귓속에서 피가 난다

☐ 귀지에 피가 섞여 있다

☐ 노란색이나 투명한 분비물이 나온다

☐ 걸쭉한 분비물이 나온다

☐ 악취 나는 분비물이 나온다

신호가 나타나는 원인 > 출혈 가능성이 있는 귀 부위로는 외이, 중이, 내이, 고막 등이 있습니다.

사고나 충격 등으로 생긴 머리 타박상, 출혈이 원인인 혈종 파열, 귀이개 등의 강한 자극으로 생긴 외이도의 상처, 고막 파손, 감염이 원인인 염증, 귀암 때문에 생긴 염증성 종양 등 다양한 이유로 귀의 출혈이 발생할 수 있습니다.

또한, 과다한 귀 청소 등으로 외이도에 피부 트러블이나 상처가 나면 습진이 생깁니다. 그러면 강한 가려움을 느끼고, 노란색 분비액이 귀에서 나오고, 감염이나 염증이 원인인 고름 같은 분비액이 나오는 등의 증상이 나타날 수 있습니다.

셀프케어는 이렇게 > 외이도나 고막이 강한 자극을 받으면 출혈을 일으킬 수 있으니 귀 청소를 자주 하지 마세요.

스스로 병세를 판단하는 것도 금물입니다. 귀에서 피가 난다면 심각한 상처나 질병이 발생했을 가능성이 크니 반드시 의사의 진찰을 받아야 합니다.

무색이나 노란색 분비액이 나오고 귀에서 악취가 나는 증상이 있다면 중이염이나 외이도습진일 가능성이 큽니다. 그럴 때도 반드시 이비인후과의 진찰을 받도록 하세요.

외이도가 과한 자극을 받으면 트러블을 일으킬 수밖에 없습니다. 내내 강조하지만, 귀 청소는 월 1~2회 정도, 청소 범위는 외이도 바깥쪽 3분의 1에 그쳐야 합니다. 꼭 기억하세요.

✦ **알쓸건상** ✦ 어깨 결림, 목 결림은 우울함의 근원이 됩니다.

25

코피

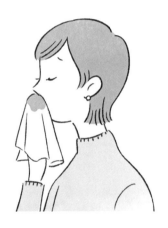

● 구체적 증상 ●

☐ 콧방울 점막에서 피가 난다

☐ 코 안쪽에서 피가 난다

● 신호로 예측할 수 있는 병 ●

고혈압, 동맥경화 ★★☆

고혈압은 여러 원인으로 혈액의 압력이 만성적으로 상승하는 병이고 동맥경화는 고혈압이나 혈액의 질이 나빠져 혈관이 굳고 찢어지기 쉬운 병을 말합니다. 코의 모세혈관이 쉽게 터져 코피가 자주 납니다.

신장병 ★★☆

신장에 장애가 생겨 혈액을 여과할 수 없게 되는 병. 염분이나 수분을 배출하지 못해 부종이나 혈뇨, 코피 등의 증상이 나타납니다.

오슬러병 ★★★

혈관이 자연히 약해져 가는 유전성 질병. 몸의 여러 부분에서 출혈이 일어납니다.

상악암 ★★★

코의 상악동에 악성 종양이 생기는 병. 종양이 있는 한쪽에만 코 막힘이 생겨 피가 섞인 악취가 나는 콧물이 자주 나오게 됩니다.

신호가 나타나는 원인 >

키젤바흐(모세혈관이 집중된 콧방울 입구) 부위 출혈이 대부분 코피의 원인입니다. 건조나 외적 자극으로 비강 점막이 손상되어 피가 나는 일이 많지요. 특히 감기에 걸리면 점막이 충혈되는데 이때 코를 푸는 등의 자극이 더해지면 코피가 쉽게 납니다.

카페인, 알코올, 니코틴(흡연) 같은 자극 물질을 지나치게 섭취해 혈압이 오를 때도, 스트레스와 피로 축적으로 자율 신경 기능에 이상에 생겨 코의 모세혈관이 끊어질 때도 코피가 납니다.

고혈압이나 동맥경화 같은 병을 앓아 혈압이 높은 분, 신장이나 간 질환을 지닌 분, 백혈병, 혈소판감소증 등의 혈액 질환이 있는 분, 혈전 예방을 위해 항응고제를 복용하는 분도 코피가 쉽게 납니다.

셀프케어는 이렇게 >

코피가 나면 약간 고개를 숙인 자세로 앉아 안정을 취합니다. 그 상태로 콧방울을 잡고 5~10분 정도 압박합니다.

평소 코피가 나기 쉬운 사람은 코점막에 상처가 나지 않도록 조심하고 건조해지지 않도록 신경 써야 합니다.

원인 불명의 코피가 자주 나고, 출혈량이 많으며, 코를 10분 정도 눌러도 출혈이 멈추지 않고, 잇몸 등 다른 곳에서도 피가 난다면, 질병의 가능성을 의심해 볼 수 있습니다. 또한, 키젤바흐 부위가 아니라 코 안쪽에서 출혈이 일어났다면, 상악암이나 상인두섬유종 등의 심각한 질병일 수 있으니 의사와 상담해 보실 것을 권합니다.

+ 알쓸건상 + 목욕을 하면 열충격단백질(세포에 일시적으로 합성되는 단백질)이 생겨 면역력이 높아집니다.

26

콧물 이상

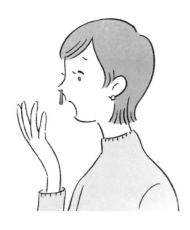

● 구체적 증상 ●

☐ 맑은 콧물이 나온다

☐ 끈적끈적하고 누런 콧물이 나온다

☐ 피가 섞인 콧물이 나온다

☐ 녹색이나 갈색 콧물이 나온다

● 신호로 예측할 수 있는 병 ●

알레르기성 비염 ★☆☆

집 먼지나 진드기, 동물의 털 등 해롭지 않은 물질에도 반응해 염증을 일으키는 병. 코 막힘, 맑은 콧물, 재채기 같은 증상이 나타납니다. 꽃기루 등에 빈응하는 계절성도 있습니다.

부비동염(부비강염) ★☆☆

비강에서 만성 염증이 생기는 병. 콧물과 코 막힘이 계속되어 코 호흡이 어려워집니다. 미각 이상이나 수면 장애, 고름, 코의 통증, 구취 등의 증상이 나타날 수 있습니다.

축농증(만성 부비동염) ★★☆

감기나 알레르기, 스트레스 등으로 부비강에 염증이 생겨 염증 부분에 고름이 쌓이는 병. 누렇고 끈적끈적한 콧물이 나오고, 코 막힘 증상도 있습니다.

신호가 나타나는 원인 > 　　　　코점막에 바이러스나 세균, 꽃가루 등이 붙으면 우리 몸은 이물질을 씻어 내기 위해 줄줄 흐르는 투명한 콧물을 만듭니다. 이러한 콧물은 감기를 비롯해 알레르기성 비염 등에 많이 나타납니다. 감기를 앓은 직후나 부비동염을 앓을 때, 세균 감염 등이 발생하면 점성이 높은 누런 콧물이 나옵니다. 알레르기성 비염이나 부비동염일 때의 콧물은 녹색이며 악취가 나기도 합니다.

코피나 이물질, 악성 종양 등이 생겼다면, 출혈이 일어나 콧물에 피가 섞일 수 있습니다. 갈색 콧물은 오래된 피가 섞여 있는 상태라고 볼 수 있어요.

셀프케어는 이렇게 > 　　　　우선 저항력을 키워 감기를 예방하는 일이 가장 중요합니다. 공기가 건조하면 감염되기 쉬우니 실내 가습에 신경 쓰세요. 겨울과 같이 바깥 공기가 건조한 계절에는 마스크를 쓰면 코와 목 점막의 가습 효과를 기대할 수 있습니다.

또한, 알레르기성 비염의 원인 물질이 되는 집 먼지와 꽃가루 같은 알레르기 물질을 가능한 한 흡입하지 않도록 해야 합니다. 실내 환경, 침구, 수건 등을 청결하게 유지하는 일도 잊지 마시기 바랍니다. 양치질이나 손 씻기, 마스크 착용 등의 습관 외에 공기청정기를 활용해도 효과적입니다.

콧물은 원인에 따라 색이나 점성이 다릅니다. 콧물이 오랜 기간 멈추지 않거나 악취가 나고 색이 이상하다면 의사의 진찰을 받아야 합니다.

✦ **알쓸건상** ✦　　양질의 지방이 든 아보카도, 견과류, 등 푸른 생선 등을 적당히 섭취하면 피부가 촉촉해집니다.

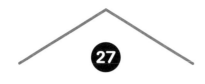

27

코의 통증

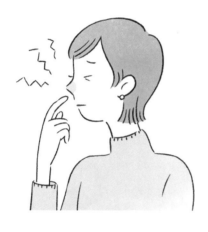

● 신호로 예측할 수 있는 병 ●

부비동염(부비강염) ★☆☆

비강에서 만성 염증이 생기는 병. 콧물과 코 막힘이 계속되어 코 호흡이 어려워집니다. 미각 이상이나 수면 장애, 고름, 코의 통증, 구취 등의 증상이 니다날 수 있습니다.

충치 ★☆☆

치석에 포함된 세균이 만든 산으로 치아가 녹는 병. 진행되면 치통뿐만 아니라 주변에 염증이 퍼져 코와 볼의 통증, 부기가 생깁니다.

악성 종양 ★★★

비강이나 부비강에 악성 종양이 생기는 병. 코 막힘이나 코피, 두통 등의 증세가 나타납니다.

● 구체적 증상 ●

☐ 코점막이 따끔따끔 아프다

☐ 코 안쪽이 욱신욱신 아프다

☐ 코 바깥쪽이 아프다

신호가 나타나는 원인 > 지나친 코 풀기와 건조 등의 자극은 점막에 염증을 유발해 통증을 일으키기도 합니다. 또한, 충치가 원인인 염증, 이물질의 혼입, 코뼈 골절 등으로도 통증이 발생합니다.

부비동염에 걸리면 코와 볼의 통증, 끈적거리는 콧물, 두통, 집중력과 기억력 저하 등의 증상이 나타날 수 있어요. 비강이나 부비강에 악성 종양이 생겨도 코의 통증이나 코 막힘, 코피, 두통 등의 증상이 나타납니다.

그 외, 코 바깥쪽 통증은 헤르페스(단순 포진)나 심상성 좌창(여드름)이 원인일 때도 있습니다.

셀프케어는 이렇게 > 코점막이 따끔따끔 아플 때는 가습기를 틀거나 젖은 수건을 거는 등 실내 가습에 신경 쓰고, 물에 적신 마스크를 써서 점막에 수분을 공급해 줍니다.

코점막은 민감하기에 코를 너무 세게, 자주 푸는 일은 삼가세요. 콧속을 청소할 때도 가능한 한 부드럽게 하시고요.

원인을 알 수 없는 통증이나 강한 통증, 오래 이어지는 통증 등이 있다면 의사의 진찰을 받아야 합니다.

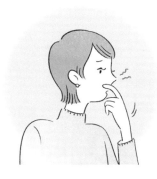

✚ **알쓸건상** ✚ 피를 맑게 하는 양파는 조리하지 않고 생으로 먹는 편이 좋습니다.

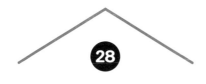

28

코 막힘,
가려움

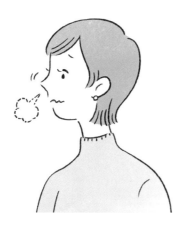

알레르기성 비염 ★☆☆

집 먼지, 진드기, 동물의 털 등 해롭지 않
은 물질에도 반응해 염증을 일으키는 병.
코 막힘, 맑은 콧물, 재채기 등의 증상이
나타납니다. 꽃가루 등에 반응하는 계절
성도 있습니다.

부비동염(부비강염) ★☆☆

비강에서 만성 염증이 생기는 병. 콧물이
나 코 막힘이 계속되어 코 호흡이 어려워
집니다. 미각 이상이나 수면 장애, 고름,
코의 통증, 구취 등의 증상이 나타나기도
합니다.

비전정 습진 ★☆☆

코 안쪽 입구 부근에 습진이 생기는 피부
염. 지나친 코 청소나 코 풀기 자극으로
생길 때가 많습니다.

혈관 운동성 비염 ★★☆

원인 불명의 염증이 생기는 병. 알레르기
성 비염과 같은 증상이 나타나는데 주로
코 막힘, 콧물, 가려움증, 재채기 등이 있
습니다.

● 구체적 증상 ●

□ 콧속이 부어 있다

□ 코가 막혀 답답하다

□ 코점막이 가렵다

□ 콧속이 근질근질하다

신호가 나타나는 원인 > 코 막힘의 주된 원인은 감기 등에 의한 감염이나 꽃가루 알레르기 등의 비염입니다. 증상을 완화 혹은 치료하기 위해서는 의사에게 약을 처방받아야 합니다.

그 외에도 혈관 운동성 비염이나 부비동염, 축농증, 비강이나 부비강에 생기는 악성 종양 등의 질병이 코 막힘 증상을 일으킬 수 있습니다. 타고난 비강의 구조적인 문제나 상처, 이물질, 약 부작용으로 코 막힘이 발생하기 쉬운 상태가 되기도 합니다.

코가 가려운 원인은 다양합니다. 건조함이나 과도한 코 청소, 코를 푸는 횟수 등 외적 자극으로 점막이 거칠어졌을 때, 꽃가루 알레르기 같은 알레르기성 비염이나 혈관 운동성 비염, 비전정 습진 등을 앓을 때 코가 가렵곤 합니다.

셀프케어는 이렇게 > 코 막힘을 완화하려면 코를 따뜻하게 해 주어야 합니다. 코의 혈액 순환이 잘되어야 코가 뚫리니까요. 또한, 멘톨이 함유된 연고 등을 가슴에 발라 주어도 코 막힘 해소에 효과가 있습니다.

코가 막히기 쉬운 분은 비강을 씻는 습관을 들여 보세요. 점막을 자극하는 물질을 씻어 내면 염증이 잘 생기지 않습니다.

코점막은 민감한 부위입니다. 가려움을 일으키는 염증을 방지하려면 외적 자극을 지나치게 받을 수 있는 상황과 맞닥뜨리지 않도록 일상생활에서 신경을 쓰셔야 합니다. 가려움이 심하거나 증상이 장기적으로 이어진다면 질병일 수도 있으니 의사의 진찰을 받아 보세요.

✦ 알쓸건상 ✦ 아스타크산틴이 풍부한 연어를 드세요. 기미나 점이 생기는 것을 예방할 수 있습니다.

29

혀의 저림, 통증

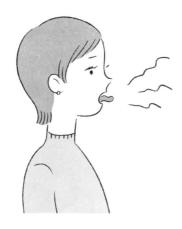

● **구체적 증상** ●

☐ 혀가 저리다
☐ 혀가 따끔따끔하고 욱신욱신 아프다
☐ 혀가 뜨겁고 아프다

● **신호로 예측할 수 있는 병** ●

철 결핍성 빈혈 ★☆☆

철분이 만성적으로 부족한 병. 혀에 염증이 생겨 설유두가 위축되고 흰색 반점이나 붉은 기가 나타납니다. 혀의 부기와 통증, 미각 장애, 현기증, 빈혈, 숨참, 피로감 등의 증세가 나타납니다.

설통증 ★★☆

정신적 스트레스 등으로 혀가 화상을 입은 듯 따끔따끔 아프거나 저리는 병. 외관의 변화는 일어나지 않으며, 갱년기 여성에게 많이 나타납니다.

구강 작열 증후군 ★★☆

여러 가지 원인으로 혀나 입술, 입에 타는 듯한 통증이 생기는 병. 쓴맛이나 쇠 맛을 느끼거나 입 안이 마릅니다.

설암(설종양) ★★★

혀에 악성 종양이 생기는 병. 종양은 혀의 양옆에 생길 때가 많습니다. 혀의 뭉침이나 짓무름, 변색, 위화감, 통증, 출혈, 저림, 구내염 등의 증상이 나타납니다.

신호가 나타나는 원인 >　　　　뇌와 혈액의 질병, 혈류 정체, 어떠한 요인으로 인한 말초 신경의 눌림, 노화가 원인인 기능 저하, 근육과 힘줄의 피로 등 다양한 이유로 신경 장애가 일어나 혀에 저림과 통증이 생깁니다.

혀의 저림이나 통증을 일으키는 질병으로는 <u>구강 건조증</u>(드라이 마우스), <u>설통증</u>, <u>설염</u>, <u>철 결핍성 빈혈</u>, <u>구내염</u> 등이 있습니다. 당뇨병이나 <u>삼차신경통</u> 같은 전신 질환에 걸렸을 때도 혀가 아프거나 저리곤 합니다.

또한, 혀에 치아가 닿는 자극이나, 스트레스 등으로 혀를 깨물거나 문질러서 통증이나 저림이 생기기도 합니다.

셀프케어는 이렇게 >　　　　혀의 통증이나 저림은 신경에 장애가 생기거나, 과로나 스트레스가 많거나, 칸디다균이 입 안에 증식했거나 하는 등의 이유로 생깁니다. 증상이 계속 이어지면 질병이 의심되므로 신속하게 의사의 진찰을 받으세요. 특히 <u>설통증</u>은 스트레스가 원인일 때가 많으니 가능한 한 심신의 부담을 줄여 보세요.

또한, 무의식중에 치아나 치아에 씌운 금속 물질이 혀에 자극을 주어 <u>설염</u>을 일으키기도 합니다. 혀가 아프거나 저릴 때는 그 부분도 꼭 점검해 보시기를 권합니다.

✛ 알쓸건상 ✛　　　입맛이 없을 때나 속이 안 좋을 때는 한방의 '보중익기탕(비위와 관련된 질환 및 기가 허한 증상을 돕는 데 쓰는 처방)'을 마셔 보세요.

30

혀의 변색

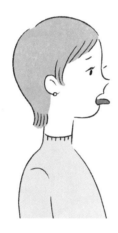

아연 결핍증 ★☆☆

아연이 부족해진 탓에 미뢰 세포(맛을 느끼는 감각 세포)의 신진대사가 떨어져 맛을 느끼기 어려워지는 병. 식품첨가물을 지나치게 섭취했을 때도 생기곤 합니다.

철 결핍성 빈혈 ★☆☆

철분이 만성적으로 부족한 병. 혀에 염증이 생겨 설유두가 위축되고 흰색 반점이나 붉은 기가 나타납니다. 혀의 부기와 통증, 미각 장애, 현기증, 빈혈, 숨참, 피로감 등의 증세를 보입니다.

설암(설종양) ★★★

혀에 악성 종양이 생기는 병. 종양은 혀 양옆에 생기는 경우가 많습니다. 혀가 딱딱하게 굳는 듯한 느낌, 염증, 변색, 위화감, 통증, 출혈, 저림, 구내염 등의 증상이 나타납니다.

● 구체적 증상 ●

☐ 혀가 빨갛다

☐ 혀가 창백하다

☐ 혀가 노란색이나 갈색이다

신호가 나타나는 원인 > 　　　　외적 자극이나 질병에 영향을 받은 혀의 색은 창백한 색, 백색, 황색, 갈색, 매끄러운 적색, 오돌토돌한 붉은 딸기 혀 등으로 다양하게 변화합니다. 혀의 위생 상태 악화, 혀에 난 상처, 흡연이나 씹는 담배, 약물 복용 등이 혀의 변색 원인이지요.

질병도 생각해 볼 수 있습니다. 아연 결핍증, 철 결핍성 빈혈, 혀에 악성 종양이 생기는 설암 등이 있을 때도 혀의 색이 변합니다.

셀프케어는 이렇게 > 　　　　양치 시 치아와 함께 혀도 닦아 입 안을 청결하게 유지하세요. 특히 흡연자가 혀 관리를 게을리하면 변색이 잘됩니다. 그리고 평소에 혀의 상태를 정기적으로 체크해 주세요.

아연이나 철분이 부족하면 혀의 변색을 일으키는 아연 결핍증이나 철 결핍성 빈혈이 생길 수 있습니다. 균형 있는 식생활을 하도록 하고 미네랄도 적절히 섭취하세요. 영양제도 챙겨 드시면 좋겠지요?

단순히 혀의 색만 변하는 게 아니라 통증이나 부기 같은 증상도 함께 나타난다면 신속하게 의사의 진찰을 받아 보셔야 합니다.

+ 알쓸건상 + 　　자기 전 음주는 수면의 질을 떨어뜨리니 삼가세요.

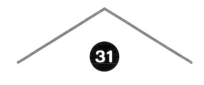

미각 기능의 이상

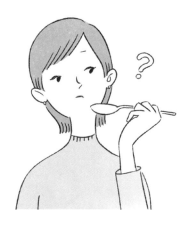

구강 건조증(드라이 마우스)

★☆☆

타액 부족, 급격한 탈수 등으로 입 안이 마르는 병. 혀나 입 안에 통증이 생기며 말하거나 삼키기가 어렵고, 미각에 이상이 생기는 등의 증상이 함께 나타나곤 합니다.

아연 결핍증 ★☆☆

아연이 부족해진 탓에 미뢰 세포의 신진대사가 쇠약해져 맛을 느끼기 어려워지는 병. 식품첨가물을 지나치게 섭취해도 이 질병에 걸리기 쉽습니다.

건조 증후군(쇼그렌 증후군)

★★☆

자가면역질환 때문에 염증이 생겨 눈물이나 침이 만들어지지 않는 병. 피부 건조, 안구 건조증, 구강 건조증, 전신 염증 등의 증상이 함께 나타납니다.

● 구체적 증상 ●

- ☐ 맛이 전혀 느껴지지 않는다
- ☐ 맛을 착각한다
- ☐ 어떤 특정 미각만 느낄 수 없다
- ☐ 좌우 한쪽의 미각이 느껴지지 않는다

신호가 나타나는 원인 > 혀와 목 속에는 미뢰라는 감각수용체가 9,000개 정도 있습니다. 이들은 단맛, 짠맛, 신맛, 쓴맛, 감칠맛이라는 5대 기본 맛을 감지하여 뇌에 전달합니다. 이 미뢰는 나이가 들면서 그 수가 줄어들어 건강한 사람도 점차 미각이 둔해지지요.

그러나 급격하게 맛을 느끼지 못하게 되거나, 특정 미각만 느낄 수 없게 되거나, 맛을 착각하거나 하는 증상이 나타난다면 질병의 가능성이 큽니다.

코 막힘, 아연이나 철분 부족, 타액 감소, 스트레스 등으로 미각이 둔해지기도 합니다.

셀프케어는 이렇게 > 맛을 감지하는 혀의 미뢰 세포가 활발하게 작용하려면 아연이 꼭 필요합니다. 아연이 부족하면 신진대사가 떨어져 미각을 느끼기 어려울 수 있기 때문입니다. 따라서 균형 잡힌 식생활을 하고 미네랄을 적절히 섭취하도록 합시다.

코 막힘 등으로 일시적으로 미각을 느끼지 못하게 된 상황이 아닌데도 일정 기간 미각 이상이 계속 이어진다면 질병의 가능성이 있습니다. 내버려 두지 말고 반드시 의사의 진찰을 받아 보세요.

+ **알쓸건상** + 두통으로 힘들 때는 손발을 따뜻하게 해 보세요.

32

입 안의
종기, 부기,
가려움증

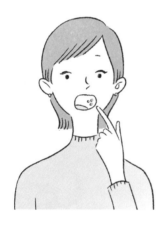

● **구체적 증상** ●

☐ 입 점막에 물집이 생긴다

☐ 입 점막에 딱딱한 응어리가 생긴다

☐ 입 점막에 붉은 습진이 생긴다

☐ 입 안이 붓는다

☐ 입 안이 가렵다

● **신호로 예측할 수 있는 병** ●

구내염 ★☆☆

영양 부족, 염증, 바이러스 같은 요인으로 입 안 점막에 작은 물집이 생기는 병. 아프거나 저린 증상이 있습니다. 대개 7~10일 정도면 자연스레 낫습니다.

헤르페스(단순포진) ★☆☆

헤르페스 바이러스에 감염되어 입이나 입술 주변에 물집이 생기는 병. 강한 통증, 발열, 인후통, 권태감 등의 증상이 나타납니다.

대상포진 ★★☆

면역력이 떨어지면, 몸 안에 잠복해 있던 수두 대상포진 바이러스가 활동합니다. 이때 생기는 병으로 몸과 얼굴에 물집 형태의 습진이 나타나고 피부가 따끔따끔 아프거나 심한 가려움을 느낍니다.

구강암 ★★★

입 안에 악성 종양이 생기는 병. 단단한 응어리가 생기고 통증이나 부기가 있습니다. 가벼운 자극에도 피가 나며, 세균 감염을 일으켜 악취를 풍기기도 합니다.

신호가 나타나는 원인 >

입 안의 종기는 면역력 저하, 비타민 B12의 부족, 스트레스, 피로, 비위생, 상처가 원인인 염증, 알레르기, 바이러스, 자극 물질 등 다양한 이유로 생깁니다. 그래도 입 안에 생긴 물집 대부분은 구내염이라 며칠 안에 치료가 됩니다.

그 밖에 헤르페스, 대상포진, 구강암, 수족구병, 헤르판지나(포진성구협염), 풍진, 홍역, 수두 같은 질병 탓에 종기나 부기가 입 안에 생길 수 있습니다.

또한, 손발 관절, 몸통, 음부, 입 안 등에 간지러운 발진이 나는 편평태선과 대상포진, 치과 금속 알레르기 같은 질환 때문에 입 안이 가려워지기도 합니다.

셀프케어는 이렇게 >

구내염은 7~10일 정도면 자연스레 낫습니다. 그리고 비타민 B12가 풍부한 식품(낫토, 김, 간 등) 혹은 영양제 등이 구내염 예방과 치료에 도움을 줄 수 있습니다.

평소 구내염에 잘 걸린다면 생활 습관이나 식생활에 신경 쓰고 스트레스를 받지 않도록 유의하세요. 그러나 자주 재발하거나, 잘 낫지 않거나, 구내염보다 더 붓거나, 부은 부위가 단단하거나, 입 안 외의 다른 여러 부위에도 유사한 증상이 나타난다면 질병을 의심해 볼 수 있습니다. 그럴 때는 신속하게 의사의 진찰을 받아야 합니다.

+ 알쓸건상 +　머리를 감기 전에 빗질해 주면, 샴푸를 할 때 더러움이 더 잘 씻겨 나갑니다.

33

입 안 통증

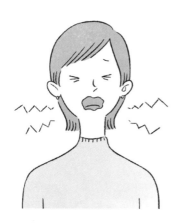

● 구체적 증상 ●

□ 입 안 점막이 아프다

● 신호로 예측할 수 있는 병 ●

구내염 ★☆☆

영양 부족, 염증, 바이러스 같은 요인으로 입 안 점막에 작은 물집이 생기는 병. 통증이 있거나 저린 느낌이 듭니다. 대개 7~10일 정도면 자연스레 낫습니다.

구강 건조증(드라이 마우스) ★☆☆

타액 부족, 급격한 탈수 등으로 생기는 병. 입 안이 마르고, 혀나 입 안에 통증이 생기며, 말하거나 삼키기 힘들어지고, 미각에 이상이 생기곤 합니다.

구강칸디다증 ★★☆

면역력이 떨어진 탓에 칸디다·알칸족이라는 곰팡이균에 입 안이 감염되어 생기는 병. 통증이나 미각 장애 등의 증상이 나타납니다.

구강암 ★★★

입 안에 악성 종양이 생기는 병. 단단한 응어리가 생기고 통증이나 부기가 있습니다. 가벼운 자극에도 피가 나며, 세균 감염을 일으켜 악취를 풍기기도 합니다.

신호가 나타나는 원인 > 구내염의 원인인 세균 감염이나, 칫솔질 자극으로 생긴 상처 등이 입 안 통증의 원인일 때가 많습니다. 또한, 충치나 치주병(잇몸 질환)도 그 원인입니다. 입 호흡, 스트레스, 질병, 탈수가 원인인 구강 건조증도 통증을 일으킵니다.

그 외 구강칸디다증, 베체트병, 천포창, 구강암 등의 다양한 질병이 입 안 통증을 일으킵니다.

셀프케어는 이렇게 > 구내염이나 상처로 생겨난 통증은 보통 7~10일 정도면 자연스레 낫습니다. 그 이상 통증이 이어진다면 질병이 의심되므로 의사의 진찰을 받아 보세요.

내 입의 크기와 맞지 않는 칫솔은 상처나 부기의 원인입니다. 입의 크기와 모양에 맞는 크기로 고르세요.

구내염이나 구강 건조증, 구강칸디다증 등은 영양 부족과 탈수, 면역력 저하 등으로 걸립니다. 평소에 균형 있는 식생활을 유지하도록 노력하세요. 물을 많이 마시고, 피로나 스트레스가 쌓이지 않도록 적당히 휴식하는 등 좋은 생활 습관을 기르는 것도 잊지 마세요.

+ **알쓸건상** + 점심과 저녁 식사 사이에 간식을 먹으면 집중력이 길어지고 안정감이 생깁니다.

34

입 냄새

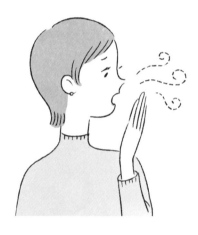

● 구체적 증상 ●

☐ 일시적으로 입 냄새가 난다

☐ 만성적으로 강한 입 냄새가 난다

● 신호로 예측할 수 있는 병 ●

치주병(잇몸 질환) ★☆☆

치주병균에 감염되어 염증이 생기는 병. 부기와 잇몸 퇴축(치아 주위의 잇몸이 치근을 노출하며 후퇴한 상태), 이가 녹거나, 치아가 흔들거리거나, 강한 입 냄새가 나는 등의 증상이 나타납니다. 세균 염증 물질이 전신을 돌면서 각종 질환을 일으키기도 합니다.

부비동염(부비강염) ★☆☆

비강에서 만성 염증이 생기는 병. 콧물과 코 막힘이 계속되어 코 호흡이 곤란해집니다. 미각 이상이나 수면 장애, 고름, 코의 통증, 입 냄새 같은 증상이 나타날 수 있습니다.

당뇨병 ★★☆

혈당을 조절하는 호르몬인 인슐린이 부족한 병. 혈관 약화, 시력 저하, 신장 기능 저하 등 전신에 각종 안 좋은 증상을 일으킵니다. 입 냄새도 그중 하나입니다.

구강암 ★★★

입 안에 악성 종양이 생기는 병. 단단한 응어리가 생기고 통증이나 부기가 있습니다. 가벼운 자극에도 피가 나며, 세균 감염을 일으켜 악취를 풍기기도 합니다.

신호가 나타나는 원인 >

입 냄새는 대개 공복일 때, 긴장할 때, 기상 직후 등에서 생리적인 반응으로 일어납니다. 타액의 분비가 줄면 구취의 원인 물질이 되는 휘발성 유황 화합물이 증가하기 때문이지요.

또한, 생리나 임신 등 호르몬 변화로 입 냄새가 나기도 합니다.

질병으로는 치주병이나 충치, 치석 등 치아가 원인일 때가 많습니다.

그 외 호흡기 질환, 소화기 질환, 간과 코, 목 질환, 당뇨병 등 전신 질환을 앓을 때도 입 냄새가 나곤 합니다.

셀프케어는 이렇게 >

타액이 모자라 입 안이 마르면 세균이 번식하고 입 냄새가 나기 쉽습니다. 그러니 물을 자주 마셔서 입 속 수분을 적절히 유지해 주세요.

또한, 입 안이 비위생적이어도 세균이 잘 번식하고 입 냄새의 원인이 됩니다. 매일 입 안을 청결하게 유지하도록 애쓰세요.

양치를 해도 만성적으로 입 냄새가 난다면 치아나 코에 질환이 있을 가능성이 큽니다. 당뇨병, 구강암 등 심각한 질병이 원인일 때도 있으니 반드시 의사에게 상담을 받아 보세요.

＋ 알쓸건상 ＋ 휴일도 평일과 같은 시간에 일어나세요. 휴일에 몰아서 자는 습관은 피로가 쌓이는 원인이 됩니다.

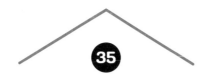

35

입 안과
잇몸 출혈

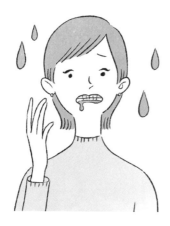

● 구체적 증상 ●

☐ 잇몸에서 피가 난다

☐ 혀와 뺨 등 입 안 점막에서 피가 난다

● 신호로 예측할 수 있는 병 ●

치주병(잇몸 질환) ★☆☆

치주병균에 감염되어 염증이 생기는 병. 부기와 잇몸 퇴축(치아 주위의 잇몸이 치근을 노출하며 후퇴한 상태), 이가 녹거나, 치아가 흔들거리거나, 강한 입 냄새가 나는 등의 증상이 나타납니다. 세균 염증 물질이 전신을 돌면서 각종 질환을 일으키기도 합니다.

백혈병 ★★★

골수에 악성 종양이 생겨 정상적인 혈액을 만들 수 없게 되는 병. 빈혈, 호흡 곤란, 두근거림, 권태감, 멍, 코피, 잇몸 출혈 등 다양한 증상이 나타납니다.

구강암 ★★★

입 안에 악성 종양이 생기는 병. 단단한 응어리가 생기고 통증이나 부기가 있습니다. 가벼운 자극에도 피가 나며, 세균 감염을 일으켜 악취를 풍기기도 합니다.

설암(설종양) ★★★

혀에 악성 종양이 생기는 병. 종양은 혀 양옆에 생기는 경우가 많습니다. 혀가 딱딱하게 굳는 듯한 느낌, 염증, 변색, 위화감, 통증, 출혈, 저림, 구내염 등의 증상이 나타납니다.

신호가 나타나는 원인 ＞   칫솔질을 세게 하면 잇몸이나 입 안 점막에 상처가 생겨 피가 날 수 있습니다.

또한, 흡연은 잇몸에 염증을 일으키고, 치주병, 충치 등을 유발하기에 출혈이 일어나기도 합니다.

잇몸 출혈 증상이 가장 많이 나타나는 병이 바로 치주병이지만, 구강 건조증이나 이갈이, 불규칙한 치열, 갱년기 장애와 임신처럼 호르몬 불균형이 발생하는 상황에서도 잇몸 출혈이 있을 수 있습니다.

그 외, 백혈병이나 구강암 등 생명을 위협하는 심각한 질병에도 잇몸 출혈이 발생합니다.

셀프케어는 이렇게 ＞   입의 크기에 맞는 적합한 칫솔을 고르고 부드러운 칫솔질로 잇몸을 보호해 주세요. 치주병을 내버려 두면 치아를 잃을 뿐만 아니라 전신 질환의 원인이 됩니다. 잇몸에서 피가 난다면 반드시 의사의 치료를 받도록 하세요.

흡연은 치주병을 비롯한 치아와 잇몸에 병을 일으키거나 입 안 점막과 혀, 목의 조직에 장애를 일으켜 암을 유발합니다. 또한, 입 냄새 및 미각 장애의 원인일 때도 많습니다. 치아와 입 안 건강을 위해 금연을 권합니다.

뺨과 목, 혀의 점막에서 발생하는 출혈도 다양한 전신 질환이 원인일 때가 많으니 반드시 의사의 진찰을 받아 보세요.

+ **알쓸건상** +   단것에는 중독성이 있으며, 당 중독은 우울증을 일으킵니다.

36

치아와
잇몸의 이상
(통증, 흔들림)

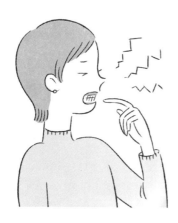

치주병(잇몸 질환) ★☆☆

치주병균에 감염되어 염증이 생기는 병. 부기와 잇몸 퇴축(치아 주위의 잇몸이 치근을 노출하며 후퇴한 상태), 이가 녹거나, 치아가 흔들거리거나, 강한 입 냄새가 나는 등의 증상이 나타납니다. 세균 염증 물질이 전신을 돌면서 각종 질환을 일으키기도 합니다.

충치 ★☆☆

치석에 포함된 세균이 만든 산으로 이가 녹는 병. 충치가 진행되면 충치 주변으로 염증이 퍼져 치통뿐 아니라 코와 볼의 통증과 부기를 일으킬 수도 있습니다.

지각 과민 ★☆☆

치아 표면을 덮는 에나멜질이 손상되어 잇몸이 약해지거나 신경이 통하는 상아질이 그대로 드러나는 병. 뜨거운 것이나 차가운 것을 먹으면 이가 시립니다.

치주 농양(잇몸 농양) ★★☆

치아 표면이나 치아와 잇몸 사이에 쌓인 치석 속에 있는 세균이 잇몸에 감염되어 곪는 병. 잇몸의 부기, 통증, 출혈, 고름 등의 증상이 나타납니다.

● 구체적 증상 ●

☐ 이가 아프고 시리다

☐ 이가 흔들거린다

☐ 이가 둥둥 떠다니는 느낌이 든다

☐ 잇몸이 아프고 시리다

☐ 잇몸이 퇴축된다

신호가 나타나는 원인 > 치아 표면 및 치아와 치아 사이, 치아와 잇몸 사이는 끈적끈적한 흰색 플라크(세균 덩어리)가 부착되기 쉬운 곳입니다. 플라크가 쌓이면 플라크에 있는 치주병균이 유해 물질을 발생시켜 잇몸에 염증이 생기는 치주병을 일으킵니다. 그리고 치주병이 원인인 치육염으로 이어지면 잇몸의 부기, 붉어짐, 출혈 같은 증상도 나타납니다. 여기서 상태가 더 나빠지면 치아를 지탱하는 뼈 등의 조직이 파괴되어 치아가 흔들리거나, 통증, 입 냄새, 잇몸 퇴축 등이 일어나 결국 치아가 빠질 수도 있습니다. 충치와 지각 과민 때문에 치아의 신경이 과민하게 반응하여 통증이 생기기도 합니다.

셀프케어는 이렇게 > 충치나 치주병의 예방을 위해서는 치아 표면뿐만 아니라 치실 등으로 치간이나 치주 포켓을 청결하게 유지하는 일이 무엇보다 중요합니다. 또한, 흡연이나 당분 과다 섭취 등의 나쁜 습관은 잇몸 질환을 악화시키니 가능한 한 삼가세요.

칫솔질을 세게 하면 치아의 에나멜질이 약해져 지각 과민을 일으키기 쉬워지거나 잇몸이 상하는 원인이 됩니다. 칫솔질을 부드럽게 해 주세요.

무엇보다 치과에 정기적으로 다니면서 유지와 보수를 해야 합니다. 이는 일상 속 관리만큼이나 중요한 사항이니 꼭 실천하시길 권합니다.

충치나 지각 과민은 증상이 매우 비슷해 일반인은 그 차이를 구별하기 어렵습니다. 스스로 판단하지 말고 전문의와 상담하세요.

✦ **알쓸건상** ✦ 변비가 생기면 물을 자주 마시세요. 증상을 완화하는 데 도움이 됩니다.

37

입과 목이
마른다

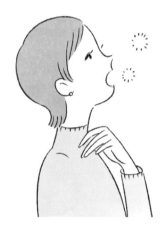

● 구체적 증상 ●

☐ 입 안이 바짝바짝 마른다
☐ 물을 마셔도 목이 마른다

● 신호로 예측할 수 있는 병 ●

갱년기 장애 ★☆☆

폐경으로 여성 호르몬인 에스트로겐 분비가 급격히 줄면 심신에 여러 가지 장애가 생깁니다. 그 증상에는 두근거림, 호흡곤란, 발한 이상, 갈증, 초조감, 불안감 등이 있습니다.

구강 건조증(드라이 마우스) ★☆☆

타액 부족, 급격한 탈수 등으로 생기는 병. 입 안이 마르고, 혀나 입 안에 통증이 생기며, 말하거나 삼키기 힘들어지고, 미각에 이상이 생기곤 합니다.

건조 증후군(쇼그렌 증후군) ★★☆

자가면역질환 때문에 염증이 생겨 눈물이나 침이 만들어지지 않는 병. 피부 건조, 안구 건조증, 구강 건조증, 전신 염증 같은 증상이 나타납니다.

부갑상샘항진증 ★★☆

부갑상샘 호르몬이 필요 이상으로 분비되어 혈액 속 칼슘 농도가 지나치게 높아지는 병. 뼈 이상, 요로결석, 갈증, 두통, 속쓰림 등의 고칼슘혈증을 일으킵니다.

신호가 나타나는 원인 > 　　　공복이나 긴장할 때 스트레스가 생기면
타액의 분비가 줄고 입이 마르기 쉬워집니다.

갱년기 장애에 따른 다한증, 에스트로겐 감소, 빈뇨, 스트레스 등으로 체내
수분을 유지하기 어려워질 때도 입이 잘 마릅니다.

구강 건조증, 건조 증후군, 부갑상샘항진증, 당뇨병 같은 질병에 걸려도 입이
마르거나 갈증이 생기곤 합니다.

입 안 건조에 따른 2차 장애에서는 입 안이 끈적끈적한 느낌, 따끔따끔한 느
낌, 충치, 치석 증가, 입 냄새, 섭식 장애 등의 증상이 나타날 수 있습니다.

셀프케어는 이렇게 > 　　　입 안의 보습을 유지해 주는 방법은 다
음과 같습니다.

침샘 마사지/ 혀 체조(혀를 길게 뺐다가 다시 넣는 동작을 반복하는 혀 운동)/
파타카라 체조("파, 파, 파, 파, 파, 타, 타, 타, 타, 타, 카, 카, 카, 카, 카, 라, 라,
라, 라, 라, 파타카라, 파타카라, 파타카라, 파타카라, 파타카라"라고 외쳐 입
과 목을 강화하는 운동)/ 타액 대신 입 안의 수분을 보충해 주는 보습 젤 활용
하기/ 물 자주 마시기/ 체내 수분 증발을 가능한 한 줄이기/ 실내 가습에 신경
쓰기/ 마스크를 써서 입 안이 건조해지지 않도록 하기 등등.

위의 방법들을 습관화하면 입 마름 증상을 완화할 수 있습니다.

빈뇨 증상이 있다면 카페인이나 알코올 등 이뇨 작용을 하는 음료 섭취를 자
제하세요.

위의 방법들을 꾸준히 실천해도 입 마름 증상이 계속된다면 반드시 의사의
진찰을 받아야 합니다.

✛ 알쓸건상 ✛　　아침에 5분 일찍 일어나 여유 있게 준비하면 그날 하루의 자율 신경이
　　　　　　　　　조절됩니다.

38

토혈,
혈담

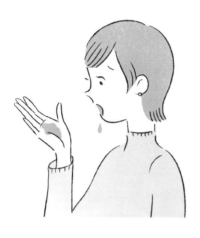

● **구체적 증상** ●

☐ 많은 양의 혈액을 토한다

☐ 가래나 침에 피가 섞여 나온다

● **신호로 예측할 수 있는 병** ●

위궤양 ★★☆

위벽을 지키는 점막과 위산의 분비 균형이 깨져 위 점막이 짓무르고 다치는 병. 스트레스나 헬리코박터파일로리균 등이 원인으로 메스꺼움, 위통, 속 쓰림, 토혈 등의 증상이 나타납니다.

십이지장궤양 ★★☆

위와 소장 사이에 있는 십이지장이 과도한 위산 분비로 짓무르고 다치는 병. 스트레스와 헬리코박터파일로리균, 흡연 등이 원인으로 메스꺼움, 위통, 토혈 같은 증세가 나타납니다.

만성 폐색성 폐질환(COPD)
★★☆

담배나 대기 유해 물질을 들이마셔 폐에 염증이 생기는 병. 만성 기침, 가래 끓음, 계단을 오르내릴 때 숨이 가빠지는 등의 증상이 나타납니다.

식도암, 위암 ★★★

식도나 위에 악성 종양이 생기는 병. 가슴이 거북하거나 체중이 줄고, 가슴이나 등이 아픈 증상이 생깁니다. 상태가 나빠지면 피를 토합니다.

신호가 나타나는 원인 >　　　　식도, 위, 십이지장 등 입에 가까운 소화기에 피가 나면 토혈을 합니다. 이렇게 소화기 출혈을 일으키는 질병으로는 위궤양이나 십이지장궤양, 급성 위점막병변, 위암, 식도암 등이 있습니다. 출혈량과 혈액의 색깔은 다양하지만, 대량으로 토혈했다면 혈압 저하와 출혈성 쇼크를 일으켜 생명에 지장이 있을 수 있습니다.

소량의 토혈이나 침이나 가래에 섞여 혈액이 보인다면 입 안이 찢어졌거나, 잇몸이 손상되었거나, 코피가 입으로 나오는 등의 상황을 생각할 수 있습니다. 토혈하는 질병으로는 만성 폐색성 폐질환과 폐암 등이 있습니다.

셀프케어는 이렇게 >　　　　토혈을 일으키는 위궤양이나 십이지장궤양 같은 소화기 질환은 노화 외에도 불균형한 식생활, 과식, 흡연, 음주, 스트레스 등이 원인입니다. 그러니 평소에 위장의 부담을 주지 않는 생활 습관을 기르도록 노력하세요.

또한, 위궤양과 위암은 대개 부모 등에서 감염된 헬리코박터파일로리균 때문일 경우가 많습니다. 조기에 검사를 받고, 균이 발견되면 그 균을 빨리 제거하는 편이 해당 질환의 예방에 도움이 됩니다.

혈담을 일으키는 만성 폐색성 폐질환이나 폐암 등의 질병은 대개 흡연이 그 원인이니 가능한 한 삼가세요.

토혈을 한다면 생명에 지장이 있는 질병에 걸렸을 가능성이 큽니다. 그러니 해당 증상이 나타나면 신속하게 의사의 진찰을 받아야 합니다.

✦ **알쓸건상** ✦　살을 빼고 싶다면 단백질을 먼저 섭취하고 탄수화물을 가장 나중에 섭취하는 식습관을 들이세요.

39

재채기나 기침이 멎지 않는다

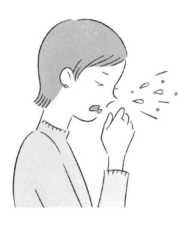

● 구체적 증상 ●

☐ 재채기를 자주 한다

☐ 기침이 멈추지 않는다

● 신호로 예측할 수 있는 병 ●

알레르기성 비염 ★☆☆

집 먼지, 진드기, 동물의 털 등 해롭지 않은 물질에도 반응하여 염증을 일으키는 병. 코 막힘, 맑은 콧물, 재채기 등의 증상이 나타납니다. 꽃가루 등에 반응하는 계절성도 있습니다.

기침성 천식 ★☆☆

기도 점막에 염증이 생기는 병. 꽃가루나 먼지, 수증기, 미세 먼지 등의 자극으로 기침이 심하게 나옵니다. 피로나 스트레스가 원인이 되어 나타나기도 합니다. 내버려 두면 폐 기능이 저하됩니다.

만성 폐색성 폐질환(COPD) ★★☆

담배나 대기 유해 물질을 들이마셔 폐에 염증이 생기는 병. 만성 기침, 가래 끓음, 계단을 오르내릴 때 숨이 가빠지는 등의 증상이 나타납니다.

폐렴 ★★☆

폐에 세균이나 바이러스가 감염되어 염증을 일으키는 병. 기침, 가래, 발열, 가슴 통증, 숨이 막히는 등의 증세가 있습니다.

신호가 나타나는 원인 > 재채기는 코로 들어온 이물질이나 자극물을 배출하기 위해 몸이 만들어 내는 반응입니다. 재채기 횟수가 많거나 만성적일 때는 꽃가루나 집 먼지 등의 알레르기로 생긴 염증이 원인일 가능성이 크니 참지 말고 의사와 상담해 보세요.

기침은 감기나 인플루엔자, 알레르기 반응으로 목에 염증이 일어났을 때 발생합니다. 그 외로는 만성 폐색성 폐질환, 폐렴, 기침성 천식 등의 폐 질환으로 나타나기도 합니다.

오랜 기간 기침이 계속되거나 가래가 끓거나 숨이 막히는 증상이 함께 나타난다면 폐 질환일 가능성이 있으니 의사의 진찰을 받으세요.

셀프케어는 이렇게 > 기도의 염증은 기침을 일으킵니다. 따라서 세심한 칫솔질과 수분 공급, 실내 가습, 방 청소 등으로 목에 부담을 주지 않는 생활 환경을 조성하세요. 또한, 목의 점막을 지켜 주는 음식(꿀, 생강, 표고버섯, 무, 연근 등)을 적극적으로 섭취해야 합니다.

흡연은 폐 기능을 떨어뜨리는 만성 폐색성 폐질환을 일으키며 만성 기침의 원인입니다. 그러니 만성 기침 증상이 있는 흡연자분은 금연을 고려해 보세요.

알레르기성 기침이나 재채기가 나온다면 의사에게 치료를 받으세요. 평소에 알레르기 물질을 가능한 한 흡입하지 않도록 주의하는 것도 중요합니다.

✦ **알쓸건상** ✦ 독서나 스트레칭 등, 잠들기 전의 예비 의식을 습관화하면 훨씬 수월하게 잠들 수 있습니다.

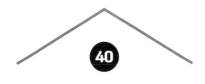

40

말을
잘 못한다

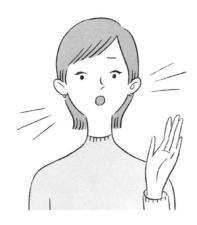

● 구체적 증상 ●

☐ 혀가 안 돌아간다

☐ 입이 벌어지지 않는다

☐ 말이 안 나온다

☐ 혀가 꼬부라진다

● 신호로 예측할 수 있는 병 ●

구음 장애 ★☆☆

혀나 입술을 잘 움직일 수 없게 되는 병. 목소리가 작아지고 발음이 불분명해지면서 혀가 꼬부라지는 등의 여러 증상이 나타납니다.

뇌졸중 ★★★

뇌혈관이 터지거나 막혀 뇌에 장애가 생기는 병. 뇌경색, 뇌출혈, 지주막하출혈 등이 있습니다. 언어 기능에 장애가 생기면 말을 잘 할 수 없게 되며, 후유증으로 실어증에 걸리기도 합니다.

파킨슨병 ★★★

뇌 속 신경 전달 물질인 도파민 생성이 줄어 몸을 제대로 움직이지 못하는 병. 손발이 떨리고, 근육 경직이 생기고, 동작이 느려지거나, 말을 잘 못하게 되는 등의 증상이 나타납니다.

근위축성측색경화증(ALS) ★★★

운동 신경 일부에 장애가 생기는 병. 손발에 힘이 없고 근육이 말라 가는 증상이 전신으로 서서히 퍼집니다. 입이나 목의 근육도 쇠약해지고, 혀가 돌아가지 않게 되거나 사레들리는 등의 증상이 나타납니다.

신호가 나타나는 원인 ➤ 말을 잘 못하게 되는 원인은 크게 두 가지로 나뉩니다. 언어와 관련된 뇌 부위에 문제가 생겼을 때 그리고 몸의 근육을 움직이는 뇌신경이나 혀와 입의 신경에 장애가 생겼을 때입니다.

이러한 뇌 장애를 일으키는 병에는 뇌혈관이 찢어지거나 막혀 언어 기능에 문제가 생겨 발병하는 뇌경색이나 지주막하출혈 등이 있습니다. 뇌 속의 신경 전달 물질이 줄어든 탓에 몸을 생각대로 제어할 수 없게 되는 파킨슨병도 있지요. 몸이나 입, 혀의 근육이 잘 움직이지 못하게 되는 근위축성측색경화증과 혀와 입술을 잘 움직일 수 없게 되어 발음이 어려워지는 구음 장애 등도 뇌 장애를 일으키는 병증입니다.

셀프케어는 이렇게 ➤ 말을 잘 못하게 되거나 입이 잘 움직여지지 않는 등의 증상이 생겼다면 신속하게 의사의 진찰을 받을 필요가 있습니다. 그대로 내버려 두면 생명에 지장이 있거나 후유증이 남을 수 있으니 주의가 필요합니다.

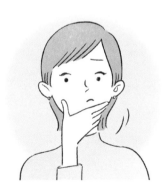

✦ **알쓸건상** ✦ 아보카도는 피부 미용과 변비 해소에 효과적입니다.

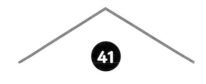

41

목이 잠긴다

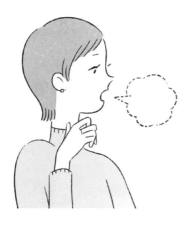

성대용종 ★☆☆

성대를 혹사하여 성대에 작은 종기가 생기는 병. 목이 쉬거나, 목소리가 작아지는 등의 증상이 나타납니다. 내버려 두면 종기가 커져서 호흡 곤란을 겪을 수도 있습니다.

성대결절 ★☆☆

성대를 혹사하여 성대에 작고 단단한 돌기가 생기는 병. 목이 쉬거나, 높은 목소리가 나오지 않는 등의 증상이 나타납니다.

하시모토병 ★★☆

자가면역질환 때문에 갑상샘에 만성적인 염증이 생기는 병. 갑상샘 부기, 쉰 목소리, 저혈압, 기운 없음, 피부 건조, 부종, 생리불순, 기억력 저하 등 다양한 증상이 나타납니다.

인두암 ★★★

코 안쪽에서 목구멍에 걸쳐 있는 인두에 악성 종양이 생기는 병. 종양 등으로 성대에 장애가 생기고 목이 쉬는 등의 증상이 나타납니다.

● 구체적 증상 ●

☐ 목이 쉰다

☐ 목소리가 나오지 않는다

☐ 큰 소리가 나오지 않는다

신호가 나타나는 원인 > 흡연, 음주, 큰 소리 내기, 긴 시간 소리 내기 등의 성대 혹사로 성대 상태가 나빠지면 일시적으로 목소리가 쉬거나, 목소리에 변화가 생기기도 합니다.

목 상태가 나빠지는 병으로는 감기, 인플루엔자, 급성 인후두염, 급성 후두개염, 갑상샘저하증, 성대용종, 성대결절, 인두암 등이 있습니다.

목 질환이 원인이라면 만성적으로 변이가 이어지거나, 기침이 나거나, 인후통이나 위화감 등 다른 증상이 함께 나타나기도 합니다.

셀프케어는 이렇게 > 목이 쉬는 것을 예방하려면 흡연, 음주를 피하고 목에 가능한 한 부담을 주지 말아야 합니다. 목 점막 건조는 목 상태를 더 나쁘게 하므로 가습기를 틀거나 목캔디를 입에 머금어 입 안을 항상 촉촉하게 유지해 주세요. 목 점막을 지켜 주는 음식(꿀, 생강, 표고버섯, 무, 연근 등)을 적극적으로 찾아 섭취하는 방법도 효과가 좋습니다.

오랫동안 성대를 혹사하는 직업이나 취미를 가졌다면 목에 만성적인 염증이 생겨 성대용종이 발생할 수도 있으니 특히 주의하세요.

목소리 변화가 오래 이어지거나 다른 증상이 함께 나타난다면 성대 질환이 의심되므로 신속히 의사의 진찰을 받아야 합니다.

✚ 알쓸건상 ✚ 두피 에센스로 보습하면 비듬을 예방할 수 있습니다.

42

목 결림

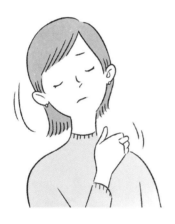

갱년기 장애 ★☆☆

폐경으로 에스트로겐 분비가 급격히 줄면 몸과 마음에 각종 장애가 생깁니다. 그 증상에는 두근거림, 호흡 곤란, 발한 이상, 갈증, 초조감, 불안감 등이 있습니다.

심근경색 ★★★

심장에 혈액을 보내는 관상동맥이 동맥경화 등으로 약해지면 심장 근육이 산소 부족으로 괴사를 일으키는 병. 강렬한 가슴 통증과 메스꺼움을 느낍니다. 내버려 두면 호흡 곤란, 의식 장애를 일으킵니다.

암 ★★★

악성 종양이 생기는 병. 상반신에 암이 생기면 목이 결릴 수 있습니다.

● 구체적 증상 ●

☐ 목이 결리고 아프다
☐ 목 주변이 차갑고 굳어 있다

신호가 나타나는 원인 ❯ 컴퓨터나 스마트폰 화면을 긴 시간 보거나, 같은 자세를 쭉 유지하는 습관은 목에 강한 부담을 줍니다. 그 때문에 목 근육이 결리는 것이고요.

결림은 단순한 문제가 아닙니다. 결림이 심해지면, 혈액 순환이 나빠지고, 냉증이 생겨 목 근육은 점점 더 굳어 갑니다. 그럴수록 목을 통과하는 혈액이나 신경, 림프 흐름이 정체되어 여러 가지 문제를 일으킵니다.

더욱이 목을 통해 머리에서 몸으로 뻗어 있는 중요한 자율 신경마저 장애가 생겨 균형이 깨지기 쉽고 두통, 눈의 피로, 현기증, 우울증 등 다양한 증상을 일으킵니다.

또한, 심근경색이나 암 같은 질환 때문에 목이 결리기도 합니다.

셀프케어는 이렇게 ❯ 무거운 머리를 지탱하고 있는 목 근육은 매우 결리기 쉬운 곳입니다. 가능한 한 목이나 어깨에 부담을 주지 않는 올바른 자세를 취하는 습관을 들이세요.

운동으로 근육을 움직여 혈액 순환을 촉진하거나 근육을 늘려 주면 목과 어깨 결림은 자연스레 개선됩니다.

특히 여성은 갱년기 장애나 자율 신경 기능 이상으로 목 결림 증상이 심해지기도 합니다. 평소에 컨디션 관리를 잘해 주세요.

목이나 어깨의 결림을 내버려 두면 목을 젖히는 동작을 할 때 위화감이 들거나 머리가 무겁거나 기분이 좋지 않습니다. 팔이 나른한 증상도 있을 수 있으니 유의하세요.

✛ **알쓸건상** ✛　　개봉한 화장품은 가능한 한 빨리 사용하세요.

43

목 통증

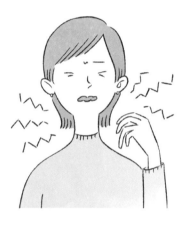

경추증 ★☆☆

목의 뼈(경추)와 뼈 사이에 있는 추간판이 노화 및 지속적인 부담으로 변형을 일으켜 척수나 신경근이 압박되는 병. 목 통증이나 팔 저림, 둔통, 손을 움직이기 어려움 등의 증상이 나타납니다.

경추추간판탈출증 ★★☆

노화나 나쁜 자세, 무리한 운동 등으로 목에 부담을 주어 목뼈와 뼈 사이의 추간판(디스크)이 튀어나오는 병. 목, 어깨, 팔 등에 통증이 생기고 저립니다.

화농성 척추염 ★★☆

결핵균이나 포도상구균 감염으로 척추에 염증이 생기는 병. 당뇨병이나 간 기능 장애 등이 있어 면역력이 떨어진 상태일 때 쉽게 걸립니다. 통증, 고열, 손발 마비 같은 증상이 나타납니다.

척추 종양, 척수 종양 ★★★

척추와 척수에 종양이 생겨 척수나 신경근이 압박되는 병. 손발 신경통, 저림, 근력 저하 등의 증세가 나타나며 종양에는 양성과 악성이 있습니다.

● 구체적 증상 ●

☐ 목 전체가 아프다
☐ 목 한쪽이 아프다
☐ 목 근육이나 힘줄이 아프다

신호가 나타나는 원인 >　　　　목 통증은 뼈와 근육 이상이 원인인 통증과 신경성 통증으로 나눌 수 있습니다. 대개는 심한 어깨 결림이나 잠을 잘못 자서 목에 통증이 생기는 경우입니다.

목에서 허리에 걸쳐 뻗어 있는 등뼈는 추골이라고 불리는데 겹겹이 쌓여 있습니다. 사고나 나쁜 자세 등으로 목뼈에 강한 부담이 가해지거나 노화로 추골 사이에서 쿠션 역할을 하는 추간판이 변형되거나 찌그러지면 신경이나 신경근이 압박을 받아 강한 통증이나 저림을 느끼게 됩니다.

이 밖에 척추 종양, 척수 종양, 화농성 척추염, 류머티즘 관절염, 사경, 후종인대골화증, 황색인대골화증 등 많은 질병이 목 통증을 일으킵니다.

셀프케어는 이렇게 >　　　　새우등처럼 등이 굽은 분이나 장시간 한 자세로 일해야 하는 사무직 종사자 등은 목이나 어깨에 부담이 되어 목 통증이 발생할 수 있습니다. 내버려 두면 등뼈에 장애가 생겨 경추증, 경추추간판탈출증 등의 질병을 일으킬 우려가 있으니 평소에 올바른 자세를 취해 목의 부담을 줄여 주세요.

또한, 자신의 체형이나 잠자는 자세에 적합한 베개를 사용하면 잘못 자는 것을 방지하기 쉬워집니다.

목의 통증이 이어지거나, 팔이나 다리 통증, 저림 등 다른 증상이 함께 나타나면 질병의 가능성이 있으므로 참지 말고 의사의 진찰을 받으세요.

✦ **알쓸건상** ✦　　식사 횟수를 줄이면 쉽게 피로해집니다.

44

목의 저림, 쥐

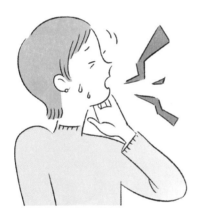

경추증 ★☆☆

목의 뼈(경추)와 뼈 사이에 있는 추간판이 노화 및 지속적인 부담으로 변형을 일으켜 척수나 신경근이 압박되는 병. 목 통증이나 팔 저림, 둔통, 손을 움직이기 어려움 등의 증상이 나타납니다.

경추추간판탈출증 ★★☆

노화나 나쁜 자세, 무리한 운동 등이 목에 부담을 주어 목뼈와 뼈 사이의 추간판(디스크)이 튀어나오는 병. 목, 어깨, 팔 등에 통증이 생기고 저립니다.

척추 종양, 척수 종양 ★★★

척추와 척수에 종양이 생겨 척수나 신경근이 압박되는 병. 손발 신경통, 저림, 근력 저하 같은 증상이 나타나며 종양에는 양성과 악성이 있습니다.

● 구체적 증상 ●

☐ 목에서 어깨까지 저리다
☐ 목에 쥐가 난다

신호가 나타나는 원인 > 목 근육이 결리면 해당 부위가 굳고, 그 때문에 압박이 가해져 저림이나 통증을 일으키는 경우가 많습니다.

목에서 허리에 걸쳐 뻗어 있는 등뼈는 추골이라고 불리며 겹겹이 쌓여 있습니다. 사고나 나쁜 자세 등으로 목뼈에 강한 부담이 가해지거나 노화로 추골 사이에서 쿠션 역할을 하는 추간판이 변형되거나 찌그러지면 신경이나 신경근이 압박을 받아 강한 통증이나 저림을 느끼게 됩니다(경추추간판탈출증이나 경추증 등).

또한, 목에 쥐가 나는 증상은 대개 혈액 순환 저하에 따른 냉증으로 근육이 굳으면서 발생합니다. 노화로 목 근육이 약해져도 쥐가 나곤 합니다.

셀프케어는 이렇게 > 등뼈와 목 근육에 가능한 한 부담을 주지 않아야 합니다. 평소에 올바른 자세를 취해 목에 부담을 줄여 주세요.

목 근육이 약해져도 뼈와 근육에 부담이 되니 적절한 운동을 병행하세요.

심하게 저리거나 긴 시간 저림이 이어진다면 질병일 가능성이 있으니 의사와 상담해 보실 것을 권합니다. 그리고 목에 쥐가 나면 우선 안정을 취하고, 저린 부위를 주무르지 말고 따뜻하게 해 주세요.

평소 습관도 중요합니다. 목 근육에 피로가 쌓이지 않도록 바른 자세를 유지하고, 적절한 운동을 통해 근육이 약해지지 않도록 잘 관리해 줍니다.

✛ 알쓸건상 ✛ 페퍼민트, 라벤더, 로즈메리, 캐모마일 같은 허브차는 두통을 완화해 주는 데 효과적입니다.

세안,
제대로 하고 계시나요?

─────

얼굴의 피부에는 장내 플로라와 마찬가지로 착한 균, 나쁜 균, 기회 균이라는 피부 상재균이 균형을 유지하면서 살고 있습니다. 그중에서 착한 균인 표피포도상구균은 피부 유지에 꼭 필요합니다. 피부 수분을 보호하는 글리세린과 피부를 약산성으로 유지해 주는 지방산, 항균 작용이 있는 펩타이드를 만들기 때문이지요. 그러나 잘못된 세안이나 보습법으로 피부를 자극하면 표피포도상구균이 줄어들어 피부 상재균의 균형이 깨집니다. 그 탓에 피부 건조, 피부 노화, 피부 거칠어짐이라는 결과로 이어집니다.

피부 상태에 따라 약간 다르지만, 저녁에 메이크업을 지운 후 하는 거품 세안은 일반적으로 1일 1회입니다. 아침에는 미지근한 물로 살짝 씻기만 해도 충분히 여분의 피지를 없앨 수 있습니다. 얼굴을 닦을 때도 주의하세요. 수건으로 문지르는 게 아니라, 부드럽게 누르며 수분을 제거해야 합니다.

피부에는 세포와 세포 사이를 메우는 세라마이드와 각질 표면을 보호하는 피지막이 있는데요, 이들에게는 이물질의 침입을 막고 보습을 담당하는 장벽 기능이 있습니다. 잘못된 피부 관리는 장벽 기능을 떨어뜨려 피부를 건조하고 거칠게 합니다.

피부 보습 효율을 높이는 방법으로 스킨보다는 세라마이드 같은 보습 성분이 들어간 에센스나 크림을 사용하세요. 그리고 표피포도상구균은 땀이 영양분입니다. 목욕이나 운동으로 적절하게 땀을 배출해 주세요.

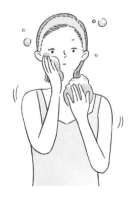

제3장

상반신

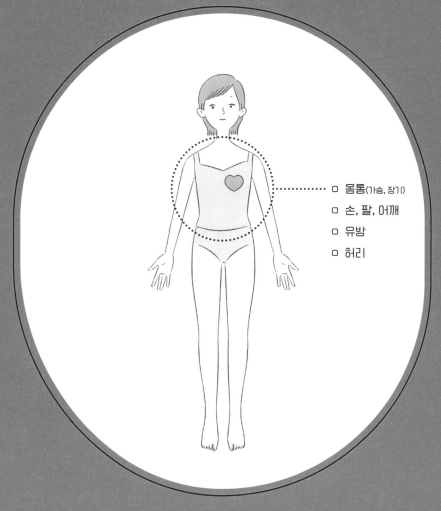

□ **몸통**(가슴, 장기)

□ **손, 팔, 어깨**

□ **유방**

□ **허리**

몸통 표면뿐 아니라 내부 장기의 트러블도 많이 생기는 곳이 상반신입니다. 우리가 직접 그 안을 들여다볼 수는 없지만, 우리 몸이 보내는 신호는 어떤 식으로든 표출되기 마련입니다. 그러니 별일 아니라며 대수롭지 않게 넘기지 마세요. 내내 품고 있던 불안감이 있다면 그 또한 말끔히 해소하시기 바랍니다.

가슴 조임,
통증

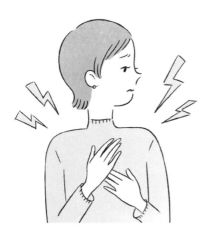

● 구체적 증상 ●

- ☐ 심장이 옥죈다
- ☐ 가슴이 심하게 아프다
- ☐ 숨을 쉴 때 가슴이 아프다

● 신호로 예측할 수 있는 병 ●

늑간 신경통 ★☆☆

갈비뼈 주변에 있는 늑간 신경이 여러 가지 원인으로 아픈 병. 찌릿찌릿한 날카로운 통증, 욱신욱신 쑤시는 통증, 따끔따끔한 통증 등이 나타납니다.

대상포진 ★★☆

면역력이 떨어지면 몸 안에 잠복해 있던 수두 대상포진 바이러스가 활동합니다. 이때 생기는 병으로 몸과 얼굴에 물집 형태의 습진이 나타나고 피부가 따끔따끔 아프거나 심한 가려움을 느낍니다.

심근경색 ★★★

심장에 혈액을 보내는 관상동맥이 동맥경화 등으로 쇠약해지고 심장 근육이 산소 부족으로 괴사를 일으키는 병. 강렬한 가슴 통증과 메스꺼움을 느낍니다. 내버려 두면 호흡 곤란, 의식 장애로 이어질 수 있습니다.

급성 폐혈전 색전증 ★★★

다리의 정맥에서 생성된 혈전이 폐로 혈액을 보내는 폐동맥에 유입되어 폐동맥을 막아 버린 탓에 호흡 곤란, 호흡할 때 생기는 가슴 통증, 식은땀 등의 증상이 나타나는 병입니다.

신호가 나타나는 원인 > 가슴 통증의 원인은 다양하지만, 주로 자율 신경 장애가 생겼거나, 폐·심장·혈관·위장·식도 등의 상태가 나쁠 때 나타납니다.

가슴 통증을 일으키는 폐 질환에는 기흉, 폐렴, 급성 폐혈전 색전증, 늑막염 등이 있습니다. 심장이나 혈관 질환으로는 협심증, 심근경색, 대동맥박리 등이 있으며, 갑작스러운 격렬한 운동으로 심장에 강한 스트레스가 가해져 생기는 허혈성 심질환도 있습니다. 이러한 심장 질환들은 심한 가슴 통증을 일으킵니다. 대상포진, 늑간 신경통, 역류성 식도염 등으로도 가슴에 강한 통증을 느낄 수 있습니다.

셀프케어는 이렇게 > 가슴 조임이나 통증은 대개 스트레스 같은 심인성으로 생겨나는 늑간 신경통인 경우가 많습니다. 자신의 상태를 스스로 판단하지 말고, 의사와 상담을 통해 심신에 부담이 적은 생활 습관을 들이도록 하세요.

운동 부족이나 대사 증후군을 앓는 분은 달리기처럼 강도 높은 운동을 갑자기 하지 마세요. 심장이 강한 스트레스를 받아 허혈성 심질환이 생길 수도 있으니까요. 운동의 강도를 약에서 강으로 천천히 늘려 가야 합니다.

폐와 심장, 혈관 상태가 나빠 생긴 가슴의 심한 통증은 심각한 질병일 수 있으니 한시라도 빨리 의사의 진찰을 받아 보세요.

대상포진이나 역류성 식도염 또한 내버려 두면 증상이 악화될 수 있으므로 신속히 병원에 가 보셔야 합니다.

+ 알쏠건상 + 생리전증후군(PMS)이 심할 때는 유제품, 달걀, 톳, 미역, 참깨, 정어리, 장어를 드셔 보세요.

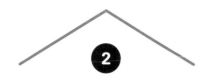

2

두근거림,
숨참, 숨 막힘

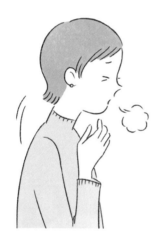

● 구체적 증상 ●

☐ 격렬한 운동을 하지 않았는데도 가슴
　이 두근거린다

☐ 자고 있을 때 갑자기 가슴이 두근두근
　뛴다

☐ 조금만 걸어도 숨이 찬다

☐ 이유 없이 숨을 쉬기가 어렵다

● 신호로 예측할 수 있는 병 ●

갱년기 장애 ★☆☆

폐경으로 여성 호르몬인 에스트로겐 분
비가 급격히 줄면 자율 신경 기능에 이상
이 생겨 가슴 두근거림, 숨참, 다한 등 여
러 가지 증상을 일으킵니다.

철 결핍성 빈혈 ★☆☆

철분이 만성적으로 부족한 병. 혀에 염증
이 생겨 설유두가 위축되고 흰색 반점이
나 붉은 기가 나타납니다. 혀의 부기와 통
증, 미각 장애, 현기증, 빈혈, 숨참, 피로감
같은 증세가 있습니다.

부정맥 ★★☆

심장을 일정한 리듬으로 움직이는 미약
한 전기 신호 흐름에 이상이 생겨 맥박이
흐트러지는 병. 심할 때는 혈액이 전신에
도달하지 않아 심부전이나 뇌경색 등을
일으키기도 합니다.

급성 심부전 ★★★

심장의 펌프 기능이 갑자기 쇠약해져 전
신에 필요한 산소와 영양이 제대로 도달
하지 않게 되는 병. 언덕길이나 계단에서
의 두근거림, 숨참, 나른함, 부종, 식욕 부
진 등의 증상이 나타납니다.

신호가 나타나는 원인 〉

두근거림, 숨참의 원인은 주로 심장이나 혈관 문제에 관련된 질병으로 예상됩니다.

심장 질환으로는 부정맥, 심근경색, 심부전 등이 있습니다. 이 질병을 앓는 분은 가슴 통증이나 현기증, 실신을 겪기도 합니다. 혈관 질환으로는 대동맥류, 하지정맥류, 대동맥박리 등을 생각할 수 있습니다.

또한, 호르몬 이상이나 갱년기 장애, 빈혈, 심인성 요인으로 두근거림, 숨참이 생기기도 하지요.

숨 막힘의 원인은 다양하지만, 주로 폐와 심장에 문제가 있거나, 관련 질병이 있을 수 있습니다. 폐 질환으로는 기관지염, 기흉, 폐렴 등이 있습니다. 심장 질환으로는 협심증 등이 있습니다. 그리고 심인성 공황 장애가 원인일 수도 있습니다.

셀프케어는 이렇게 〉

두근거림, 숨참이 발생하면 바로 멈춰서서 천천히 심호흡하고 휴식을 취하세요. 종종 증상이 나타난다면 질병일 가능성이 있으니 반드시 의사의 진찰을 받아야 합니다.

숨을 잘 내쉴 수 없거나, 굽은 등 때문에 장기가 눌리거나, 스트레스로 횡격막과 늑골의 움직임이 나빠지거나 하는 등 생활 습관과 관련한 병증으로 숨 막힘 증상이 나타나기도 합니다.

병이 아니라 심인성이나 생활 습관이 숨 막힘의 원인이라면 규칙적인 생활, 올바른 자세, 운동 같은 좋은 습관을 들여 보세요.

✛ 알쓸건상 ✛   입꼬리를 올리면 부교감 신경이 우위가 되어 안정감이 생깁니다.

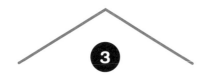

3

속이
거북하다

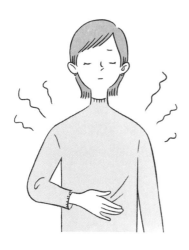

● 구체적 증상 ●

- ☐ 구역질이 난다
- ☐ 위에 팽만감이 있다
- ☐ 속이 메스껍다
- ☐ 속이 쓰리다
- ☐ 속이 더부룩하다

● 신호로 예측할 수 있는 병 ●

감염성 위장염 ★☆☆

위장이 바이러스나 세균에 감염된 탓에 염증을 일으켜 위장 기능이 떨어지는 병. 구역질, 갑작스러운 구토, 설사, 발열 등의 증세가 나타나며, 노로바이러스처럼 감염력이 강한 것도 있습니다.

기능성 소화불량 ★☆☆

염증 등의 원인은 특별히 없지만, 명치 통증이나 더부룩함 등의 증세가 만성적으로 생기는 병입니다.

위궤양, 십이지장궤양 ★★☆

헬리코박터파일로리균 감염이나 스트레스 등으로 위 점막 보호와 위산 분비의 균형이 깨져, 위나 십이지장 점막이 손상되는 병. 명치나 옆구리 통증, 더부룩함, 속 쓰림, 혈변 등의 여러 증상이 나타납니다.

역류성 식도염 ★★☆

위산이나 장액이 역류해 식도에 염증이 생기는 병. 속 쓰림, 위산 역류감, 명치 통증, 목의 위화감 같은 증상이 나타납니다.

신호가 나타나는 원인 >

자율 신경의 제어를 받는 소화기는 폭음 폭식, 과도한 음주, 불규칙한 생활, 스트레스 같은 생활 습관에 영향받기 쉬운 곳입니다. 그래서 자율 신경 기능에 이상이 생기거나 위장에 부담을 주면 위장 기능이 떨어져 팽만감이나 더부룩함, 속 쓰림, 메스꺼움 등 다양한 증상이 나타납니다.

구역질이나 위화감은 식중독, 위염, 역류성 식도염, 위궤양, 위암 등의 질병이 있다는 신호일 수 있으며, 배가 땅기는 증상이 함께 나타난다면 변비나 장폐색을 의심해 볼 수 있습니다.

또한, 심근경색 등의 순환기 장애로 구역질이 나기도 합니다. 이럴 때는 가슴 통증이나 식은땀 같은 증상이 함께 나타나는 일이 많습니다. 구역질과 두통이 함께 온다면 편두통, 뇌종양, 모야모야병 등 뇌에 장애가 발생했을 가능성을 염두에 두어야 합니다.

셀프케어는 이렇게 >

폭음폭식, 음주, 흡연, 스트레스, 불규칙한 식사 시간, 수면 부족, 카페인 과다 섭취, 약물 부작용 등은 위장 트러블의 원인입니다. 나쁜 생활 습관을 없애려는 노력을 기울이세요.

거북함이 있어도 통증이 없으면 내버려 두곤 합니다. 그러나 심각한 질병이 숨어 있을 가능성이 있기에 조금이라도 이상한 기분이 든다면 즉시 의사와 상담하세요. 앞서 언급한 증상들이 자주 나타나도 병원에 가 보시고요.

속 쓰림, 더부룩함, 구역질 등의 증상이 계속 이어지거나 다른 증상이 함께 나타난다면 심각한 질병일 수도 있으니 의사의 진찰을 꼭 받아야 합니다.

+ **알쓸건상** +   등 푸른 생선은 혈관을 젊게 해 줍니다.

4

몸이
나른하다

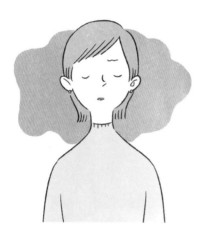

● 구체적 증상 ●

☐ 언제나 피곤하다
☐ 몸이 무겁게 느껴진다
☐ 움직이기가 귀찮다

● 신호로 예측할 수 있는 병 ●

만성 피로 증후군 ★☆☆

뇌 속의 염증이나 뇌·신경 세포의 혈류 저하로 강한 피로와 나른함을 만성적으로 느끼는 병. 인지 기능 저하, 수면 장애 등의 여러 증상도 함께 나타납니다.

철 결핍성 빈혈 ★☆☆

철분이 만성적으로 부족한 병. 혀에 염증이 생겨 설유두가 위축되고 흰색 반점이나 붉은 기가 나타납니다. 혀의 부기와 통증, 미각 장애, 현기증, 빈혈, 숨참, 피로감 등의 증세를 보입니다.

수면 무호흡증 ★☆☆

수면 중 호흡 정지가 반복되는 병. 온몸에 산소가 전달되지 않는 탓에 심박수가 높아져 몸에 큰 부담이 갑니다. 낮 동안의 나른함, 졸음, 집중력 저하 같은 증상이 나타납니다.

우울증 ★★☆

심신의 지나친 스트레스 등 여러 가지 이유로 뇌 기능에 장애가 생기는 병. 피로감, 수면 장애, 우울함, 부정적 사고, 사물에 흥미를 잃거나, 집중력이 떨어지는 등의 증상이 나타납니다.

신호가 나타나는 원인 〉

나른함이나 피로감은 대개 만성 피로나 자율 신경 장애, 저혈압, 빈혈, 저영양 등이 원인입니다. 심장이나 폐 질환, 호르몬 이상, 갱년기 장애, 당뇨병 등으로 몸 상태가 나빠져 나른하고 피곤함을 느끼는 것이지요. 우울증이나 불안 장애 같은 심인성 요인으로도 많이 나타납니다.

이 증상을 앓는 사람들은 꽤 높은 비율로 6개월 이상 지속되거나 반복되는 만성 피로에 시달린다고 합니다. 이것은 단순한 증상이 아닌 만성 피로 증후군이라는 질병이니 그냥 쉬면 낫겠지 하는 생각으로 내버려 두지 말고 꼭 의사와 상담하세요.

셀프케어는 이렇게 〉

목욕, 아로마 요법, 경혈 누르기 등 자신에게 잘 맞는 방식으로 심신을 릴랙스해 보세요. 나른함이나 피로를 해소하는 데 효과적입니다. 스트레스를 쌓아 두지 말고, 불규칙한 생활 습관을 바로 잡고, 운동을 하는 것도 잊지 마세요.

또한, 여성의 만성적인 나른함의 원인에는 철 결핍성 빈혈이 있습니다. 여성은 생리 때문에 철분이 부족하기 쉬우므로 평소 미네랄이 부족하지 않도록 음식(간, 살코기, 바지락, 굴, 콩 제품, 해조류 등)과 영양제 등으로 꾸준히 보충해 주세요.

오랜 기간 나른함이나 피로감이 이어지면 질병일 가능성이 있으니 꼭 의사의 진찰을 받아 보세요.

✦ **알쓸건상** ✦ 잘 때는 방 안을 어둡게 해서 뇌와 눈을 편안하게 해 주세요.

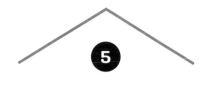

5

오한, 발열

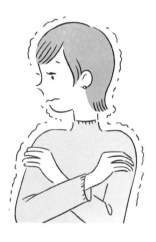

● **구체적 증상** ●

☐ 한기가 돈다

☐ 미열(약 37도 정도)이 이어진다

☐ 고열(38도 이상)에 시달린다

● **신호로 예측할 수 있는 병** ●

급성 위장염 ★☆☆

위장이 세균이나 바이러스에 감염되어 염증이 생기는 병. 발열, 설사, 복통, 구토 등의 증세가 나타납니다.

기관지염 ★☆☆

세균이나 미코플라스마에 감염되어 기관지에 염증이 생기는 병. 숨 막힘, 기침, 가래, 발열, 콧물, 목 통증 등의 증세가 나타납니다.

교원병 ★★☆

몸에 갖추어진 면역 세포가 체내 세포를 적으로 착각해 공격하는 병. 류머티즘 관절염, 전신성 홍반성 루푸스, 건조 증후군 등이 있습니다. 염증성 발열 증상이 나타나기도 합니다.

폐결핵 ★★☆

결핵균에 감염되어 폐의 염증을 일으키는 병. 발열, 기침, 가래, 권태감 같은 증상이 나타납니다. 병증이 진행되면 혈담, 토혈, 가슴 통증 등에 시달리기도 합니다.

신호가 나타나는 원인 〉

발열은 대개 바이러스나 세균이 원인인 감염증, 자가면역질환, 알레르기, 암 등의 질병으로 일어납니다.

감염증에는 감기, 급성 위장염, 기관지염, 인플루엔자, 폐렴, 폐결핵, 중이염, 수막염구균 감염증 등 매우 많은 질병이 있습니다. 자가면역질환에는 갑상샘항진증이나 류머티즘 관절염 같은 교원병 등이 있습니다. 금속 알레르기로 열이 나기도 하지요.

그 외에 만성 골수성 백혈병이나 만성 신장염, 패혈증 같은 심각한 질병에도 발열 증상이 나타납니다. 스트레스 때문에 하룻밤만 고열이 나는 심인성 발열도 있습니다.

셀프케어는 이렇게 〉

발열이 이틀 이상 이어진다면 감염증이나 기타 질병일지도 모릅니다. 신속하게 의사의 진찰을 받아 보세요.

스트레스와 피로가 쌓이면 면역력이 떨어져 감염에 취약한 몸이 됩니다. 평소 올바른 생활 습관을 기르고, 운동을 규칙적으로 해서 바이러스나 세균에 지지 않는 몸을 만드는 것을 목표로 해 보세요.

면역력을 높이는 음식(표고버섯, 달걀, 생강, 아몬드, 마늘, 식이섬유, 낫토나 요구르트 같은 발효 식품 등)을 적극적으로 섭취하는 일도 매우 중요합니다. 멀티 비타민이나 미네랄 등의 영양제 섭취도 권해 드려요.

✛ **알쓸건상** ✛ 머리숱이 적다면 미녹시딜 성분이 함유된 에센스를 사용해 보세요.

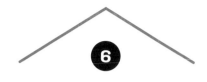

6

땀이 난다

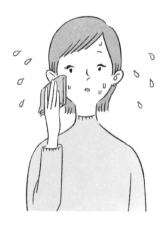

☐ 몸 일부분에서 땀이 난다

☐ 온몸에서 땀이 난다

☐ 땀이 멈추지 않는다

● 신호로 예측할 수 있는 병 ●

다한증 ★☆☆

스트레스와 긴장, 불안 등으로 교감 신경이 부교감 신경보다 우위를 점해 땀이 과도하게 분비되는 병. 얼굴이나 손 등 특정 부위에서 땀이 날 때가 많으며, 손바닥이나 발바닥에 다한증이 많이 나타납니다.

갱년기 장애 ★☆☆

폐경으로 여성 호르몬인 에스트로겐 분비가 급격히 줄면 자율 신경 기능에 이상이 생겨 가슴 두근거림, 숨참, 다한 등 여러 가지 증상을 일으킵니다.

감염증 ★★☆

바이러스나 세균에 감염되어 생긴 염증 때문에 열이 나는 병. 감기나 인플루엔자, 폐결핵, 급성 위장염 등 수많은 감염증이 있습니다.

갑상샘항진증(바제도병) ★★☆

자가면역질환 때문에 신진대사를 촉진하는 갑상샘 호르몬이 지나치게 체내에서 작용하는 병. 혈압 상승, 심박수 증가, 부정맥, 두근거림, 다한증, 화끈거림, 생리 불순, 피부 건조, 수면 장애 등의 증상이 나타납니다.

신호가 나타나는 원인 >

땀은 체온을 낮추기 위해 분비됩니다. 그리고 전신에서 날 때와 특정 부분에서 날 때로 나뉩니다.

격렬한 운동이나 바이러스 감염 등으로 체내에 염증이 생기면 몸에서는 열이 나고 땀이 많이 분비됩니다.

공포나 긴장, 흥분 등으로 강한 스트레스를 받아도 땀이 나지요. 이러한 심인성 다한증은 대부분의 사람들이 경험한다고 알려졌습니다.

다한 증상을 일으키는 질병으로는 저혈당, 악성 림프종, 갈색 세포종 등이 있습니다.

매운 음식 등을 먹어 자극을 받거나 운동으로 대사 기능이 올라가면 땀이 더 잘 나기도 합니다.

셀프케어는 이렇게 >

땀은 교감 신경이 활발해지면서 분비됩니다. 따라서 교감 신경을 자극하는 요소인 스트레스를 줄이는 것이 무엇보다 중요합니다. 제때제때 스트레스를 해소하고, 심신의 휴식을 취할 수 있는 생활 환경을 조성하세요.

매운 음식이나 신맛이 강한 음식, 카페인 등 자극적인 음식도 교감 신경을 자극해 다한증을 악화시키니 자제하실 것을 권합니다.

필요 이상으로 땀이 나서 일상생활에 지장이 있다면 심인성 다한증일 가능성이 큽니다. 그러나 예상치 못한 질병이 숨어 있을지도 모르니 우선 의사와 상담해 보세요.

땀이 잘 나는 체질이라며 지레 체념하지 마세요. 제대로 치료를 받으면 증상이 호전되기도 합니다.

+ 알쓸건상 + 저녁 10시 이후는 가장 살이 찌기 쉬운 시간입니다. 저녁이나 간식은 그전까지만 드세요.

7

피부 가려움

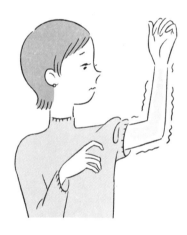

● **구체적 증상** ●

☐ 피부가 가렵다
☐ 피부가 땅긴다

● **신호로 예측할 수 있는 병** ●

건조성 피부염 ★☆☆

극심한 건조로 피부를 보호하는 장벽 기능이 상실되는 피부염. 심해지면 강한 가려움증, 홍조, 물집 등의 증상이 나타납니다.

접촉성 피부염 ★☆☆

피부에 어떤 물질이 닿은 자극 때문에 염증이 생기는 피부 질환. 가려움증, 발진, 발적, 부기, 피부 발열 등의 증상이 있습니다. 알레르기성 피부염이나 자극성 접촉 피부염, 광 접촉 피부염이 이에 속합니다.

두드러기 ★☆☆

정신적 스트레스나 집 먼지, 꽃가루, 음식물 등의 알레르기 물질에 자극을 받으면 염증이 생기는 피부 질환. 피부가 부어오르거나 가려움증을 동반합니다. 대개 몇 시간 안에 사라지지만 재발이 잦습니다.

건선 ★★☆

면역 기능 저하나 유전 등의 요인으로 피부 신진대사가 지나치게 활성화하는 병. 피부가 두꺼워져 부어오르거나 비늘 같은 것이 생겼다가 벗겨지는 증세가 나타납니다.

신호가 나타나는 원인 > 건조한 피부와 땀띠, 염증, 벌레 물림 등이 일반적으로 많이 볼 수 있는 가려움의 원인입니다.

두드러기나 접촉성 피부염도 가려움의 원인으로 많이 지목되는 질병이죠. 그 외에도 곰팡이나 세균 등에 감염되어 피부 염증이 생기거나, 세제나 화장품, 금속 등의 자극으로 염증이 생겨, 피부에 가려움이 번질 수도 있습니다. 건선 등 신진대사 이상도 가려움의 원인입니다.

셀프케어는 이렇게 > 건조로 생기는 염증을 막으려면 실내 가습에 신경 쓰고, 보습을 꼼꼼히 해서 피부 수분을 유지해야 합니다. 콜라겐, 히알루론산, 세라마이드 등이 함유된 보습제를 바르면 효과적입니다. 그리고 자외선은 피부 수분을 보호하는 장벽 기능을 떨어뜨리니 반드시 자외선 차단제 바르기를 생활화하세요.

발진이나 피부 홍조 등의 증상이 함께 나타난다면 피부에 염증이 생겼다는 증거입니다. 가렵다고 무작정 긁지 말고 바로 의사의 진찰을 받아 보세요.

피부에 닿는 수건이나 의류도 피부에 자극이 없는 소재를 고르고, 세제 잔여물이 남지 않도록 깨끗이 세탁하세요.

✦ **알쓸건상** ✦ 목을 따뜻하게 하면 뻐근함이 풀리면서 기분이 좋아집니다.

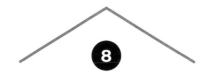

8

피부 습진, 부기

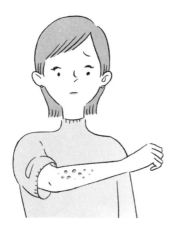

● 구체적 증상 ●

☐ 피부에 좁쌀 같은 것이 생긴다

☐ 피부에 좁쌀 같은 것이 퍼진다

☐ 피부가 붉게 부어오른다

☐ 피부에 물집이 생긴다

● 신호로 예측할 수 있는 병 ●

두드러기 ★☆☆

정신적 스트레스나 집 먼지, 꽃가루, 음식물 등의 알레르기 물질에 자극을 받으면 염증이 생기는 피부 질환. 피부가 부어오르거나 가려움증을 동반합니다. 대개 몇 시간 안에 사라지지만 재발이 잦습니다.

접촉성 피부염 ★☆☆

피부에 어떤 물질이 닿은 자극 때문에 염증이 생기는 피부 질환. 가려움증, 발진, 발적, 부기, 피부 발열 등의 증상이 있습니다. 알레르기성 피부염이나 자극성 접촉 피부염, 광 접촉 피부염이 이에 속합니다.

심상성 좌창(여드름) ★☆☆

모공에 염증이 생겨 붉은 좁쌀이나 고름이 생기는 피부염. 피지 분비가 많은 얼굴, 등, 가슴 등에 잘 생깁니다. 염증 부위에 피지가 들어차 하얗게 보이기도 합니다.

대상포진 ★★☆

면역력이 떨어지면, 몸 안에 잠복해 있던 수두 대상포진 바이러스가 활동합니다. 이때 생기는 병으로 몸과 얼굴에 물집 형태의 습진이 나타나고 피부가 따끔따끔 아프거나 심한 가려움을 느낍니다.

신호가 나타나는 원인 > 습진이나 피부염은 크게 세 가지 원인으로 나타납니다. 자외선, 건조, 더위, 추위 등의 물리적 자극과 세제나 화장품 등의 화학적 자극, 꽃가루, 집 먼지, 식물류, 벌레, 동물, 금속 등의 알레르기 물질과 같은 외적인 자극이지요.

피부의 표피에는 세균, 바이러스, 먼지 등의 이물질 침입이나 자외선 손상, 건조 등을 막아 주는 장벽 기능이 있습니다. 그러나 그 기능이 어떠한 이유로 떨어지거나, 그 기능으로도 막을 수 없는 자극에 공격받는다면 두드러기, 땀띠, 염증 같은 습진과 부기가 생깁니다.

또한, 건조한 피부와 발한 이상, 지루성 피부염, 알레르기 같은 체질적인 요인으로도 피부염에 걸릴 수 있습니다.

셀프케어는 이렇게 > 습진은 미세한 좁쌀 같은 형태, 물집, 부어오름, 가려움증, 통증까지 다양한 증상을 보입니다.

이때 긁거나, 꼬집는 등 피부에 강한 자극을 가하면 피부가 손상되거나 물집이 터져서 상태가 더 나빠질 수 있으니 자제해야 합니다. 또한, 피부염의 성질에 따라 환부를 차게 두면 상태가 더 나빠지기도 하니 임의로 판단하지 말고 의사와 상담하세요.

평소 자외선 손상을 최소화하고, 건조를 방지하고, 건강한 식생활을 하는 등의 습관을 들여 보세요. 피부 장벽 기능 유지 및 저항력을 키우는 데 큰 도움이 됩니다. 당연히 피부염도 예방할 수 있어요.

+ 알쓸건상 + 면역력 향상에 좋은 최고의 식재료는 B-글루칸이 풍부한 말린 표고버섯입니다.

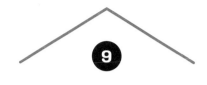

9

손 저림,
운동 기능의
이상

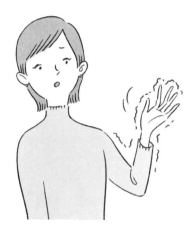

• 구체적 증상 •

☐ 찌릿찌릿하고 따끔한 느낌이 든다

☐ 감각이 무뎌져 통증이나 차가움이
　느껴지지 않는다

☐ 움직이기 어렵고, 힘이 들어가지
　않는다

• 신호로 예측할 수 있는 병 •

손목 터널 증후군(수근관 증후군)
★☆☆

손을 혹사해 신경에 이상이 생기는 건초
염의 일종입니다. 중지나 검지, 엄지손가
락 저림, 손목 통증, 물건을 잡기 힘들어
지는 등의 증상이 나타납니다.

경추추간판탈출증 ★★☆

노화나 나쁜 자세, 격한 운동 등이 목에
부담을 주어 목뼈와 뼈 사이의 추간판(디
스크)이 튀어나오는 병. 목, 어깨, 팔, 손바
닥, 손가락에 통증이 생기고 저립니다.

뇌종양 ★★★

뇌에 종양이 생기는 병. 종양이 발생한 부
분의 뇌 기능 장애로 다양한 증상이 나타
납니다. 손발의 감각이나 운동 기능과 관
련한 부위에 종양이 생기면 손이나 팔이
저리는 증상을 느끼게 됩니다.

파킨슨병 ★★★

뇌 속 신경 전달 물질인 도파민 생성이 줄
어들어 몸을 제대로 움직이지 못하는 병.
손발 떨림, 근육 경직, 동작 둔화, 말을 잘
못하게 되는 등의 증상이 나타납니다.

신호가 나타나는 원인 > 손 저림에는 손에 찌릿찌릿한 느낌이 드는 감각 이상과 힘을 주기 어려워지는 운동 마비로 나뉩니다. 나쁜 자세나 같은 동작을 반복해 근육과 신경을 혹사하면 뭉침이 생겨 손이 저리고 원활하게 움직이는 데 어려움이 생기지요. 특히 <u>사십견, 오십견</u> 등 심한 어깨 결림이나 목의 결림으로 팔이나 손 신경에 장애가 생겨 저림 증상이 발생할 때가 많습니다.

이 증상이 만성화되고 자꾸 재발한다면 뇌, 척수, 손의 말초 신경에 문제가 있거나 질병일지도 모릅니다. 뇌와 관련한 병으로는 <u>뇌출혈, 뇌경색, 뇌종양,</u> <u>파킨슨병</u>이 있고, 척수와 관련한 병으로는 <u>경추증, 경추추간판탈출증, 척수</u> <u>염</u>, 척수 종양이 있습니다. 그리고 말초 신경 질환으로는 <u>경견완 증후군, 손</u> <u>목 터널 증후군, 당뇨병</u> 등이 있습니다.

셀프케어는 이렇게 > 어깨나 목의 결림이 심해지면 손이 저리고 원활하게 손을 움직이는 데 어려움을 겪게 됩니다. 그러니 평소 바른 자세를 유지하고, 규칙적으로 운동하는 습관을 들이도록 애써야 합니다.

다만, 손이나 팔 저림은 심각한 질병일 가능성도 있으니 의사의 진찰을 받아 보세요. 다른 증상이 함께 나타나는 것도 무심히 넘겨서는 안 됩니다.

오랜 시간 컴퓨터 작업을 하거나 같은 동작을 반복하는 작업 등으로 손을 혹사하는 직업을 가진 분은 손의 신경에 이상이 일어나는 <u>손목 터널 증후군</u>에 걸리기 쉽습니다. 일정한 시간을 두고 휴식을 취해 가능한 한 손의 부담을 줄이는 환경을 조정하세요.

+ 알쓸건상 + 스트레스가 쌓인다면 노래를 불러 보세요!

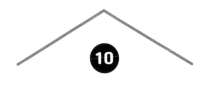

10

손(전신) 부종

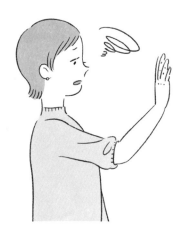

● 구체적 증상 ●

☐ 피부를 누르면 자국이 남는다

☐ 아침에 일어나면 손이 부어 있다

☐ 밤이 되면 몸이 붓는다

☐ 항상 붓는다

● 신호로 예측할 수 있는 병 ●

갑상샘저하증 ★★☆

신체의 대사 기능을 촉진하는 갑상샘 호르몬이 어떤 원인으로 부족해지는 병. 부종이나 피부 건조, 답답함, 무기력, 기억장애, 체중 증가, 피로감, 변비, 심장 기능 저하 등의 증상이 나타납니다.

네프로제 증후군 ★★☆

신장에서 단백질이 빠져나와 소변으로 배출되는 병. 배뇨량 감소, 부종 등의 증상이 나타납니다.

심부전 ★★★

심장의 펌프 기능이 약해져 전신에 필요한 산소와 영양이 도달하지 않게 되는 병. 언덕길이나 계단에서의 숨참, 두근거림, 나른함, 부종, 식욕 부진 등의 증상이 나타납니다.

간경변(간경화) ★★★

간에 만성 염증이 생겨 간세포가 파괴되는 병. 초기에는 증상이 잘 나타나지 않지만 심해지면 부종이나 복수, 소화관 출혈 등이 일어납니다. 자칫하면 간암을 일으키기도 합니다.

신호가 나타나는 원인 > 우리 몸의 약 60~70%는 수분으로 이루어져 있습니다. 그런데 어떠한 원인으로 체내 수분 균형이 깨지면, 세포와 세포 사이에 수분이 쌓여 부종이 생깁니다.

염분과 수분 섭취 과다, 음주, 스트레스, 오랜 시간 같은 자세로 있는 등의 생활 습관도 부종의 원인입니다.

그 외, 다양한 원인으로 림프의 흐름이 막혀도 부기가 생길 수 있습니다.

부종을 일으키는 병에는 심부전, 림프부종 등의 순환기 질환, 네프로제 증후군, 간경변 등의 신장·간 질환, 갑상샘저하증 같은 갑상샘 질환이 있습니다.

셀프케어는 이렇게 > 근육량이 적고 대사 기능이 떨어지는 분은 몸이 붓기 쉽습니다. 그런 분은 염분이나 수분을 지나치게 섭취하지 않도록 주의하세요. 그리고 적절한 운동으로 근육을 늘리고, 대사를 올리면 잘 붓지 않는 몸으로 바꿀 수 있습니다.

일상생활에서는 오랜 시간 같은 자세로 있지 않도록 주의하고, 정기적으로 몸을 움직이세요.

만성 부종이 있고, 소변량이 줄어들고, 두근거림, 숨참, 체중 증감, 식욕 부진, 심한 피로감 등의 증상이 함께 나타난다면 질병일 가능성이 크니 의사의 진찰을 받아 보세요.

✦ **알쓸건상** ✦ 신장에 좋은 혈이 몰리는 발목 안쪽을 따뜻하게 해 주면 신장이 튼튼해집니다.

11

손 통증
(피부, 내부)

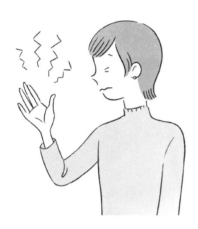

• 구체적 증상 •

☐ 특정 손가락 관절이 아프다

☐ 팔꿈치부터 그 아래가 아프다

☐ 손목이 아프다

☐ 피부가 아프다

• 신호로 예측할 수 있는 병 •

건초염 ★☆☆

손목이나 손가락을 혹사해 뼈와 근육을 연결하는 건초가 닳아 염증이 생기는 병. 손목이나 손가락 통증, 부기, 열감 등의 증상이 나타납니다.

손목 터널 증후군(수근관 증후군) ★☆☆

손을 혹사해 신경에 이상이 생기는 건초염의 일종입니다. 중지나 검지, 엄지손가락 저림, 손목 통증, 물건을 잡기 힘들어지는 등의 증상이 나타납니다.

류머티즘 관절염 ★★☆

면역 세포가 체내 세포를 적으로 착각해 전신 관절이나 뼈를 공격하는 병. 관절이 파괴되거나 더 나빠지면 변형되기도 합니다. 좌우 관절부에 부기와 강한 통증이 나타납니다.

퇴행성 관절증 ★★☆

어떤 원인으로 손가락 관절 연골이 닳아 염증이 생기는 병. 강한 통증, 부기, 변형 등의 증상이 나타납니다. 헤버덴결절, 부샤르결절, 엄지CM관절증 등이 이에 속합니다.

신호가 나타나는 원인 〉 피부 통증에는 신경장애성 통증, 대상포진, 섬유근육통 등 여러 가지 질병을 원인으로 볼 수 있습니다.

손이나 손목 관절 등 팔 내부의 통증은 대개 손이나 손가락을 너무 많이 쓴 탓에 관절과 근육, 신경, 힘줄 등에 부담이 가면서 생깁니다. 방아쇠수지 등의 건초염이나 손목 터널 증후군 같은 질병, 관절에 이상이 생기는 퇴행성 관절증, 류머티즘 관절염 등도 통증을 일으킵니다.

급성 동맥 폐색증이나 주관절 터널 증후군, 다발성 근염, 피부 근염 등의 질병이 있어 통증이 발생하는지도 모릅니다.

셀프케어는 이렇게 〉 손가락이나 손목을 혹사하면 통증이나 신체 이상의 원인이 됩니다. 만약 상태가 더 나빠지면 퇴행성 관절증이 와서 관절에 장애가 발생하기도 합니다. 특정 부위에 계속해서 부하가 걸린다면 중간에 휴식 시간을 두어 가능한 한 부하를 줄여 주세요.

또한, 통증에 부종이 함께 나타나거나 증상이 좀처럼 가라앉지 않는다면 질병일 가능성이 있으니, 내버려 두지 말고 병원에 가시기를 권합니다.

피부 표면에서 통증이 계속 이어지는 경우에도 의사에게 진찰을 받으세요.

✛ 알쓸건상 ✛ 피부 노화의 70%는 자외선에 지나치게 노출된 탓입니다. 자외선 대책을 철저히 세우세요.

12

어깨 통증

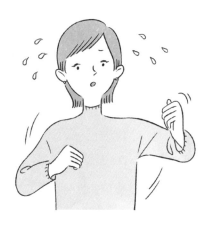

● 구체적 증상 ●

☐ 팔을 들면 불편함과 통증이 느껴진다

☐ 팔이 어깨 위로 올라가지 않는다

● 신호로 예측할 수 있는 병 ●

사십견, 오십견 ★☆☆
(어깨 관절 주위염, 어깨 관절 수축)

위팔뼈(상완골)와 어깨뼈(견갑골)를 연결하는 관절 주머니(관절포)가 굳는 병. 어깨 관절 통증, 팔이 잘 올라가지 않는 등의 증상이 나타납니다.

석회침착성 건판염(석회성 건염)
★☆☆

팔을 올릴 때 쓰는 위팔뼈와 어깨뼈를 연결하는 근육(건판)과 힘줄에 석회가 쌓여 염증이 생기는 병. 관절에 염증이 생기면 심한 통증이 오고 움직임에 장애가 생기기도 합니다.

건판단열 ★★☆

팔을 들어 올릴 때 쓰는 위팔뼈와 어깨뼈를 연결하는 근육(건판) 일부분이 절단된 상태입니다. 팔이 피로해지기 쉽고, 팔을 어깨 위로 들기 어렵거나 팔이 무겁고 나른하며, 움직이면 뭔가 걸리는 느낌이 드는 등의 증상이 나타납니다.

신호가 나타나는 원인 >　　　　격한 운동이나 사고 등으로 어깨에 강한 힘이 가해지면 어깨뼈 근처에 있는 팔뼈가 분리되는 탈구가 발생할 수 있습니다. 그러면 팔을 움직일 수 없게 됩니다.

노화로 어깨 근육과 힘줄, 관절포가 쇠약해져도 사십견, 오십견이 발생합니다. 사십견, 오십견은 어깨 관절에 염증이 생기는 병으로, 팔을 움직였을 때 갑자기 어깨에 심한 통증이 발생합니다. 한쪽에만 일어나는 것이 특징으로, 팔뚝이나 손끝까지 아플 때도 있습니다. 시간이 지나면 점차 둔한 통증으로 변하며 어깨의 가동 범위가 제한되는데, 특히 뒤로 움직이기 어렵습니다. 팔을 움직이지 않으면 상태는 더욱 나빠집니다. 건판단열도 노화가 원인일 때가 많습니다.

셀프케어는 이렇게 >　　　　사십견, 오십견은 처음 통증을 느꼈을 때 반드시 안정을 취해야 합니다. 그리고 움직이거나 무거운 짐을 드는 것도 안 됩니다. 통증이 너무 심하다면 그 부위를 차게 해 보세요. 그러면 통증이 누그러지기도 합니다. 발병 후 4~5일이 지나 둔통으로 변하면 적극적으로 어깨를 움직여야 합니다. 핫팩이나 온열 찜질팩 등으로 어깨를 따뜻하게 해 혈액 순환을 원활하게 하는 게 포인트이니 꼭 기억하세요.

통증이 있는 팔로 500g~1kg 무게의 물을 채운 페트병이나 바벨을 들고 허리를 굽혀 좌우로 천천히 흔드는 진자 운동을 해 보세요. 증상 개선에 많은 도움이 될 거예요. 하지만 어깨 통증이 건판단열의 증상일 수도 있으니 우선 의사의 진찰부터 받으세요. 운동량이 줄면 어깨 기능이 약해지기 쉬우니 규칙적인 운동으로 어깨 근육과 힘줄 건강도 잘 유지해야 합니다.

＋ **알쓸건상** ＋　　　가슴이 두근거리는 증상이 있다면 코엔자임 Q10을 복용하세요.

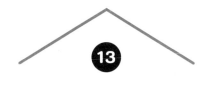

13

유방의 멍울

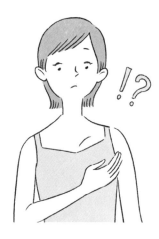

유선증 ★☆☆

호르몬 균형이 깨지면서 유선에 양성 부기가 일어나는 증상. 유방의 멍울, 땅김, 둔한 통증, 투명하거나 피가 섞인 분비액이 나오는 등의 증상이 나타납니다.

유선섬유선종 ★★☆

유선에 양성 종양이 생기는 병. 통증은 없고 둥글고 단단하며 잘 움직이는 멍울이 하나 생깁니다.

유방암 ★★★

유선에 악성 종양이 생기는 병. 단단하며 움직이지 않는 멍울, 움푹 팬 자국, 땅김, 피가 섞인 분비액이 나오는 등의 증상을 보입니다. 피부가 붉은색으로 변하고 통증이나 열감이 함께 나타나는 염증성 유방암도 이에 속합니다.

● 구체적 증상 ●

☐ 유방에 멍울 같은 것이 만져진다

신호가 나타나는 원인 > 유방의 멍울은 대개 여성 호르몬의 균형이 무너져 발생합니다. 특히 호르몬 변화가 급격한 30~40대, 폐경 전후에 많이 나타납니다. 그리고 스트레스나 수면 부족 등으로 자율 신경 기능에 이상이 생겨도 여성 호르몬에 영향을 주어 멍울이 발생할 수 있습니다.

멍울에는 양성과 악성이 있으며 양성이면 내버려 둬도 큰 문제가 없습니다. 그러나 악성이라면 유방암 치료를 해야 합니다.

셀프케어는 이렇게 > 종양의 양성과 악성을 스스로 구별하기는 어렵습니다. 유방에 멍울이 만져진다면 신속하게 의사의 진찰을 받으시기 바랍니다.

유선섬유선종이나 유방암 등은 통증이 없어 몸의 변화를 알아채지 못하곤 합니다. 한 달에 한 번 정도 스스로 유방을 만져 보아 멍울, 경련, 팬 자국 등의 이상이 없는지 확인하는 습관을 들이세요. 그리고 스트레스와 불규칙한 생활, 폭음폭식 등은 호르몬 균형을 깨뜨리니 가능한 한 자제하시고요.

✚ 알쓸건상 ✚ 가장 건강한 면은 단백질도 풍부한 메밀국수입니다.

유방의 변형, 변색, 부기, 가려움증

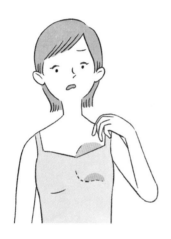

● 구체적 증상 ●

☐ 유방이 빨개진다

☐ 유방에 경련이 있다

☐ 유방에 팬 자국이 있다

☐ 유방의 피부가 가렵다

☐ 유륜이나 유두에 짓무름이나 습진이
　생긴다

● 신호로 예측할 수 있는 병 ●

유선염 ★☆☆

유선이 세균에 감염되어 염증이 생기는 병. 벌겋게 부어오름, 멍울, 강한 통증, 고열 같은 증상이 나타납니다. 함몰 유두를 가진 분은 화농성 유선염에, 산후 수유기에 들어선 분은 급성 울체성 유선염에 걸리기 쉽습니다.

유륜염, 유두염 ★☆☆

유방의 피지선 분비가 줄어 피부 보호 기능이 약해져 유륜이나 유두에 염증 또는 습진이 생기는 병. 세균 감염이 일어나면 곪기도 합니다.

유방암 ★★★

유선에 악성 종양이 생기는 병. 단단하며 움직이지 않는 멍울, 팬 자국, 땅김, 피가 섞인 분비액이 나오는 등의 증상을 보입니다. 피부가 붉은색으로 변하고 통증이나 열감이 함께 나타나는 염증성 유방암 등도 이에 속합니다.

신호가 나타나는 원인 > 유방 피부의 홍조와 습진 등은 대개 염증이나 땀띠, 접촉성 피부염 등이 원인입니다.

유방의 변색을 일으키는 질병으로는 유선염이나 유방암 등이 있는데, 유방암에 걸리면 유방 경련 등의 변형도 일어납니다.

그 외, 유륜염 같은 유두 주변의 트러블, 유두염이나 유선증처럼 세균 감염 때문에 염증이 생기는 병도 가려움이나 부기를 일으킬 수 있습니다.

또한, 산후 수유 문제로 유두나 유륜, 유방에 가려움증과 부기가 일어나기도 합니다.

셀프케어는 이렇게 > 유방은 속옷에 쓸리거나 땀을 흘리면 땀띠나 염증이 나기 쉽습니다. 피부에 가능한 한 부담이 적은 속옷을 고르고, 청결에 신경을 쓰세요. 보습도 꼼꼼히 해 주시고요.

또한, 유방이나 유륜, 유두에 가려움이나 부기가 있으면 피부나 유선에 트러블이 발생했을 가능성이 큽니다. 가능한 한 그 부위를 자극하지 말고 바로 의사와 상담하세요.

유방 일부가 붉은색으로 붓거나 멍울 등이 생겨도 신속하게 의사의 진찰을 받아야 합니다.

✚ 알쓸건상 ✚ 짜증 날 때는 철분을 보충해 보세요. 헴철(헤모글로빈을 효소 처리하고 분리해서 얻은 천연 강화제)을 권합니다.

15

유방 통증, 위화감

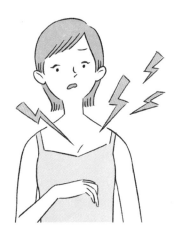

유선증 ★☆☆

호르몬 균형이 깨지면서 유선에 양성 부기가 일어나는 증상. 유방의 멍울, 땅김, 둔한 통증, 투명하거나 피가 섞인 분비액이 나오는 등의 증상이 나타납니다.

유선염 ★☆☆

유선이 세균에 감염되어 염증이 생기는 병. 벌겋게 부어오름, 멍울, 강한 통증, 고열 등의 증상이 나타납니다. 함몰 유두를 가진 분은 화농성 유선염에, 산후 수유기에 들어선 분은 급성 울체성 유선염에 걸리기 쉽습니다.

생리전증후군(PMS) ★☆☆

생리 주기의 호르몬 변화로 생기는 병. 생리가 시작되기 전 심신 이상 증상이 나타납니다. 유방이나 하복부 통증, 유방 땅김, 변비, 부종, 어깨 결림, 초조감, 우울감, 쉽게 피로해지는 등의 증상이 나타납니다.

● 구체적 증상 ●

☐ 유방에 둔한 통증이 있다

☐ 유방에 쿡쿡 찌르는 듯한 통증이 있다

☐ 유방이 땅기는 느낌이 있거나 너무 땅겨서 아프다

☐ 유두, 유륜이 아프다

신호가 나타나는 원인 >　　유방 통증은 크게 두 가지 원인으로 나뉩니다. 하나는 유선이나 유관, 피하 조직 등 유방 자체의 염증 같은 문제가 발생했을 때이고, 또 하나는 여성 호르몬의 변화로 땅김과 통증이 일어날 때입니다.

근육과 뼈에 문제가 발생하여 통증이 생길 수도 있습니다.

주변에서 흔히 볼 수 있는 생리전증후군은 생리가 시작되기 3~10일 전에 유방이 붓거나 통증 등의 신체적 증상과 초조함, 답답함, 정서 불안 등의 심인성 증상이 함께 나타납니다. 그리고 이런 증상들은 생리가 시작되면 사라집니다. 배란 전이나 임신 중, 수유 중에도 호르몬 변화에 따라 가슴 땅김과 통증이 발생할 수 있습니다.

셀프케어는 이렇게 >　　대개 유방의 통증과 땅김은 여성 호르몬 변화로 일어나는 생리적인 증상입니다. 그래서 몸에는 문제가 없을 때도 많습니다.

다만, 생리나 배란이 끝나도 땅김이나 통증이 가라앉지 않거나, 느껴 본 적이 없는 통증과 땅김, 다른 증상이 함께 나타난다면, 질병일 가능성이 있으니 반드시 의사와 상담해 보세요.

다양하고 괴로운 증상을 일으키는 생리전증후군은 심하면 일상생활에 지장을 줄 수 있습니다. 치료로 증상을 완화할 수 있으니 참지 말고 의사와 상담해 보기를 권합니다.

✛ 알쓸건상 ✛　　뜨거운 물은 피부 건조의 원인입니다. 미지근한 물로 세수하세요.

16

허리 통증,
위화감, 저림

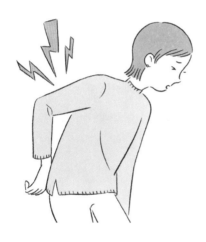

● 구체적 증상 ●

- ☐ 만성 허리 통증이 있다
- ☐ 갑자기 허리에 통증을 느낀다
- ☐ 허리 주변 근육에서 위화감을 느낀다
- ☐ 허리가 붓는다
- ☐ 허리부터 다리까지 저리다
- ☐ 허리에 저리는 듯한 날카로운 통증이
  있다

● 신호로 예측할 수 있는 병 ●

요로결석 ★☆☆

소변이 지나가는 요로에 불필요한 것으로 만들어진 결정과 같은 덩어리가 생기는 병. 요통이나 심한 복통, 혈뇨, 빈뇨 등의 증상이 있으며 폐경 후 여성에게 많이 나타납니다.

요추추간판탈출증(허리디스크) ★★☆

등뼈에서 쿠션 역할을 하는 추간판(디스크)이 압박을 받아 변형되거나 파열되는 병. 허리에서 변형된 추간판(디스크)이 신경을 압박해 허리와 엉덩이 통증, 저림, 부기, 다리에 힘이 잘 들어가지 않는 등의 여러 증상이 나타납니다.

골다공증 ★★☆

전신 골밀도가 떨어져 쉽게 골절되는 병. 재채기, 손을 짚는 등의 가벼운 충격에도 골절되거나 요통이 생기기 쉽습니다. 폐경 후 여성에게 많이 나타납니다.

대동맥박리 ★★★

고혈압이나 동맥경화 등으로 몸에서 가장 굵은 혈관인 대동맥에 미세한 균열이 생기면, 내부의 높은 압력을 버티지 못해 대동맥 중막이 세로로 찢어지는 병. 갑작스러운 가슴의 격통, 갑작스러운 요통 등의 심한 증상이 나타납니다.

신호가 나타나는 원인 〉

요통의 약 85%는 원인을 파악할 수 없는 비특이성을 지녔습니다.

오랜 시간 한 자세로 사무를 보거나 나쁜 자세를 취해 쌓인 근육의 피로, 스트레스가 원인인 심인성 요통도 많이 있습니다. 또한, 나이가 들수록 허리 통증은 더 쉽게 생겨납니다. 특히 여성은 생리나 임신이 원인일 때도 많지요. 등뼈 변형이나 종양 등으로 허리 주변 신경이 눌려 생기는 척추와 뼈 관련 질병, 소화기나 생식기에서 발생하는 내장 질환도 요통을 일으킬 수 있습니다. 허리 저림의 이유는 다음과 같습니다.

허리 주변 신경에 장애가 있을 때, 뼈와 근육, 힘줄, 혈류 등에 장애가 있을 때, 자궁과 신장 등 주변 장기에 문제가 있을 때입니다. 그중 좌골 신경이 자극받고 눌려 생기는 좌골 신경통이 가장 흔히 나타납니다.

셀프케어는 이렇게 〉

요통은 피곤하면 누구나 겪을 수 있습니다. 그러나 만성 통증, 심한 통증, 다른 증상이 함께 나타나는 요통이라면 의사의 진찰을 받아야 합니다.

허리 저림은 여러 가지 질병의 신호일 수 있습니다. 내버려 두면 병증이 더 나빠질 수 있으니 참지 말고 의사와 상담해 보세요.

평소에도 피로를 쌓지 말고, 허리 근육이나 뼈에 부담을 주는 행동을 자제하세요. 스트레스를 제때제때 푸는 생활 습관 또한 요통 예방에 도움이 됩니다. 허리 근육은 나이가 들면서 약해지므로 뼈와 신경에 부담이 되곤 합니다. 그러니 운동을 규칙적으로 해 주세요.

✦ 알쓸건상 ✦   초조한 기분에 사로잡혔다면 김이나 우유를 드셔 보세요.

17

허리 부기, 뭉침

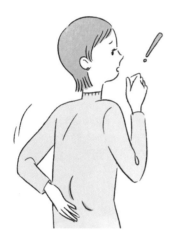

● 구체적 증상 ●

☐ 한쪽 허리가 붓는다

☐ 허리 전체가 붓는다

☐ 허리에 뭉침이 생긴다

● 신호로 예측할 수 있는 병 ●

근막성 요통 ★☆☆

무리한 운동 등으로 허리 근육이나 근막에 갑자기 또는 만성적으로 부담이 가해져 통증이 생기는 병. 허리를 삐끗하는 것 등도 이에 해당합니다. 허리의 부기나 통증 등의 증상이 나타납니다.

요추추간판탈출증(허리디스크) ★★☆

등뼈에서 쿠션 역할을 하는 추간판(디스크)이 압박을 받아 변형되거나 파열되는 병. 허리에서 변형된 추간판(디스크)이 신경을 압박해 허리와 엉덩이 통증, 저림, 부기, 다리에 힘이 잘 들어가지 않는 등의 증상이 나타납니다.

만성 신장염 ★★☆

여러 가지 원인으로 만성적으로 신장에 염증이 생기는 병. 자각 증상이 없을 때가 많습니다. 단백뇨, 혈뇨, 부종, 권태감, 허리 통증이나 저림, 부기 등의 증상이 나타납니다.

육종 ★★★

뼈와 근육, 지방에 악성 종양이 생기는 병. 그중 근육과 혈관, 지방 등에 나타나는 연부 육종은 통증이 없는 부기와 뭉침이 생깁니다. 양성 종양일 때도 있습니다.

신호가 나타나는 원인 >　　　허리 부기와 뭉침은 갑작스러운 동작이나 무거운 짐으로 허리에 부하를 주거나 만성적으로 허리 근육에 피로가 쌓여 생깁니다. 그리고 간이나 신장 질환으로 생긴 염증이나 허리 주변 근육에서 일어나는 질병, 스트레스로도 생길 수 있습니다.

특히, 허리의 부기나 뭉침 대부분은 허리뼈와 근육에 강한 부담이 가서 생기는 근막성 요통이나 요추추간판탈출증이 원인입니다. 허리 근육과 지방에 생긴 악성 종양이 원인일 때도 있습니다.

셀프케어는 이렇게 >　　　등뼈는 추골이라고 불리는 뼈들이 이어진 기둥 형태로 몸을 지탱하고 있습니다. 모든 추골 사이에는 추간판이라는 쿠션이 존재하지만, 노화와 강한 부하 등으로 추간판이 변형되거나 찌그러져서 등뼈의 신경을 압박하면 통증이나 저림, 부기 등이 생깁니다.

특히 허리등뼈는 부하가 걸리기 쉽기에 주위 근육이 도움을 줍니다. 하지만 허리 주변 근육이 약해지면 요추와 신경에 부담이 되고, 요추추간판탈출증 등의 질병을 일으켜 부기와 뭉침의 원인이 됩니다.

그러니 평소 꾸준한 운동을 통해 근육량을 유지하도록 노력하세요. 허리에 강한 부담이 가해질 상황도 피하셔야 합니다. 허리 부기와 뭉침은 심각한 질병일 가능성도 있으니 우선 의사의 진찰을 받아 보세요.

✛ 알쓸건상 ✛　　머리를 감을 때는 헤어 케어뿐 아니라 두피 케어도 꼼꼼히 해야 합니다.

굽은 등과 굽은 어깨를 교정해 볼까요!

굽은 등이나 굽은 어깨는 외모적인 아름다움을 해칠 뿐만 아니라, 심신의 부조화를 일으킵니다. 특히 일자 목(원래 완만한 커브를 그리고 있는 목뼈가 곧게 뻗은 상태에서 굳어진 목)은 현대인에게 많이 나타납니다.

이러한 무리한 자세는 무거운 머리를 지탱하는 목과 어깨 근육을 뭉치게 합니다. 그러면 머리와 몸을 연결하는 경동맥, 림프관, 신경을 눌러 뇌세포에 충분한 산소나 영양을 전달하지 못하는 결과를 가져옵니다. 그 때문에 노폐물이 축적되어 두통, 눈의 피로, 집중력 저하, 뇌경색, 뇌졸중 등의 원인이 되지요. 신체의 대사 기능을 떨어뜨리는 탓에 노화 속도도 빨라집니다.

또한, 일자 목이나 굽은 등은 목뼈를 통과하는 자율 신경에 이상에 생겨 변비, 피로감, 답답함, 불면증 등을 일으킵니다. 호흡이 얕아져 산소를 잘 흡수하지 못하는 탓에 쉽게 숨이 차거나 피로감, 불안감 등을 강하게 느끼게 될

수도 있지요.

이러한 나쁜 상태를 해소하기 위해서라도 평소 올바른 자세를 취하는 게 몹시 중요합니다. 긴 시간 책상에 앉아 몸을 앞으로 숙이는 자세를 해야 할 때는 간단한 스트레칭이나 앉아서도 할 수 있는 운동을 꼭 중간중간 해 주세요. 근육의 혈류 촉진을 위해 꼭 필요합니다.

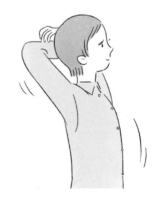

제4장

하반신

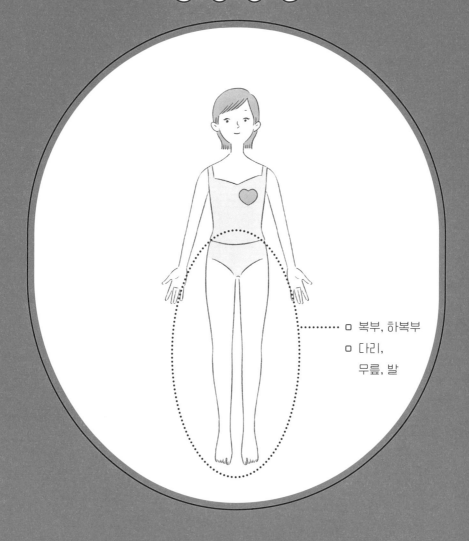

□ 복부, 하복부
□ 다리,
  무릎, 발

전신을 지지하며 여성에게 중요한 부위도 있는 하반신. 바쁜 일상에 묻혀 소홀히 하면 생활에 지장이 생길 정도의 병증이 나타나기도 하니 늘 신경 써 주어야 하지요. 하반신이 보내는 작은 신호도 놓치지 말고 주의를 기울이세요.

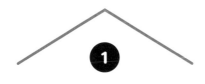

복부 통증

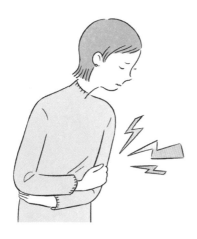

● 신호로 예측할 수 있는 병 ●

과민성 대장 증후군 ★☆☆

염증이나 종양 등의 원인이 아닌, 소화 기관 기능에 장애가 생기는 병. 하복부 위화감, 근질근질함, 변비, 설사, 복통 등의 증상이 만성적으로 이어집니다.

자궁내막증 ★★☆

원래 자궁 안에 있어야 할 자궁내막이 자궁 외(복막이나 자궁근층 내, 난소 등)에 생기는 병. 생긴 내막이 배출되지 않는 탓에 염증이나 유착이 일어나 심한 생리통을 유발합니다.

장폐색 ★★☆

여러 가지 원인으로 장관이 막혀 버리는 병. 복통, 복부 부기, 구역질, 구토 등의 증상이 나타납니다. 나빠지면 장에 구멍이 나서 생명의 위협이 되기도 합니다.

대장암 ★★★

대장에 악성 종양이 생기는 병. 초기 단계에는 증상이 없을 때가 많습니다. 진행되면 복통, 복부 팽만감, 혈변, 설사, 변비 등의 증상이 나타납니다.

● 구체적 증상 ●

☐ 위와 창자가 아프다
   (콕콕 찌름, 찌릿찌릿함, 격통)

☐ 아랫배가 아프다

☐ 아랫배가 근질근질하다

☐ 아랫배에 팽만감이 있다

신호가 나타나는 원인 > 복통의 원인은 매우 다양합니다. 위장, 간, 쓸개, 췌장, 신장 같은 복강 내장의 상태가 안 좋거나 자궁과 난소 등 생식기 질환이 있어서 등등. 일시적으로 몸 상태가 나빠지거나, 염증, 궤양, 악성 종양이 위장과 십이지장 주변에 생기면, 명치 근처가 아픕니다. 대장 부근에서 이런 현상이 나타나면 하복부에 통증이 생기고요.

복통을 일으키는 소화기 질환으로는 위염, 위궤양, 십이지장궤양, 과민성 대장 증후군, 대장암, 장폐색, 급성 위장염 등이 있습니다. 방광염, 췌장염, 쓸개염, 급성 복막염 등의 질병이 있어도 복통을 앓습니다.

생리통, 자궁내막증, 자궁근종, 자궁경부암, 자궁체암, 자궁외임신, 난소종양, 난소암 등 생식기에 통증을 일으키는 질병은 여성에게만 나타나는 질병으로 주의를 요합니다.

셀프케어는 이렇게 > 자율 신경의 조율을 받는 위장 등의 소화기는 스트레스, 피로, 생활 습관에 영향받기 쉽습니다. 그러니 가능한 한 심신에 부담을 주지 않는 생활 환경을 조성하세요. 음주와 흡연, 폭음폭식, 불균형한 식생활, 수면 부족 같은 나쁜 생활 습관은 고치려고 애쓰시고요. 생식기에 문제가 있다면(생리통 등을 포함), 참지 말고 반드시 의사와 상담하세요. 자궁경부암 등의 심각한 질병은 발병 초기에는 증상이 없을 때도 많으니 각별한 주의가 필요합니다. 평소 증상이 없어도 정기 검진은 반드시 받도록 하세요.

+ **알쓸건상** + 장 상태가 좋아져야 온몸이 건강해집니다.

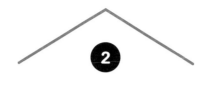

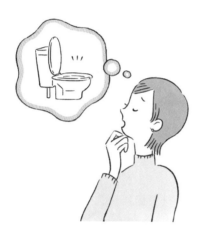

변비, 설사

2

● **구체적 증상** ●

☐ 배변의 양이 적다

☐ 무른 변이 나온다

☐ 설사를 한다

● **신호로 예측할 수 있는 병** ●

과민성 대장 증후군 ★☆☆

염증이나 종양 등의 원인이 아닌, 소화 기관 기능에 장애가 생기는 병. 하복부 위화감, 근질근질함, 변비, 설사, 복통 등의 증상이 만성적으로 이어집니다.

대장용종 ★★☆

대장에 종양이 생기는 병. 설사나 변비, 혈변 같은 증세가 나타납니다. 내버려 두면 대장암으로 진행될 수 있습니다.

궤양성 대장염 ★★☆

대장 점막에 염증이 생기는 병. 염증 궤양이 생기고 복통, 설사, 혈변 등의 증상이 나타납니다.

골반장기탈출증 ★★☆

여성의 골반 속에 있는 직장이나 방광, 자궁이 질 밖으로 나오는 병. 변비나 빈뇨, 요실금 등의 증상이 나타납니다.

신호가 나타나는 원인 > 　　　스트레스와 나쁜 생활 습관 등으로 장을

제어하는 자율 신경 기능에 이상이 생기면 장의 연동 운동이 약해지거나 과잉되어 변비와 설사를 일으킵니다.

운동 및 수분 부족, 식이섬유 부족, 복근 감소, 무리한 다이어트 등이 변비와 설사의 원인일 때도 있습니다.

설사는 냉증, 폭음폭식, 음주, 식중독 등의 세균·바이러스 감염이나 음식 알레르기 등으로 발생합니다. 또한, 생리 전이나 임신 초기에 변비나 설사 증상이 나타나기도 합니다.

셀프케어는 이렇게 > 　　　식이섬유, 수분, 지방 등이 부족하면 변

비가 생길 수 있으니 균형 잡힌 식생활을 하도록 애쓰세요. 스트레스와 불규칙한 생활 등으로 자율 신경 기능에 이상이 생겨도 장 기능이 약해집니다.

그러나 식생활과 생활 습관을 바로잡아도 변비가 낫지 않을 때가 있습니다. 이는 눈치채지 못한 질병이 있을지도 모른다는 의미이니 미루지 말고 의사에게 상담해 보세요.

설사 증상이 나타났다면 우선 수분 섭취를 좀 줄이세요. 그리고 배를 따뜻하게 해 주시고요. 증상이 많이 심하다면 감염되었을 가능성이 있으니 신속히 의사의 진찰을 받아야 합니다. 만성 설사, 변비와 설사의 반복 등도 질병일 수 있으니 병원에 가 보세요.

✚ **알쏠건상** ✚　수면의 질을 낮추는 스마트폰의 블루라이트는 저녁 8시 이후에는 꺼 주세요.

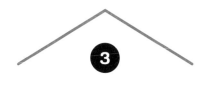

3

혈변,
혈뇨

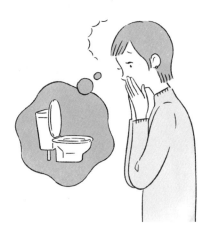

● 구체적 증상 ●

☐ 선혈이 섞인 변이 나온다

☐ 거무스름한 변이 나온다

☐ 붉은색이나 갈색 피가 섞인 소변이
　 나온다

● 신호로 예측할 수 있는 병 ●

치질 ★☆☆

항문 부근 질병의 총칭. 수치질, 항문 열상, 치루 등이 있으며, 항문 통증, 혈변, 배변 후 피가 흘러내리는 등의 증세가 나타납니다.

방광염 ★☆☆

장내 세균의 침입 등으로 방광에 염증이 생기는 병. 잦은 요의, 혈뇨, 배뇨 끝의 통증, 잔뇨감 등의 증상이 나타납니다. 특히 여성 발병률이 높습니다.

요로결석 ★★☆

소변이 지나가는 요로에 불필요한 것으로 만들어진 결정과 같은 덩어리가 생기는 병. 요통이나 심한 복통, 혈뇨, 빈뇨 같은 증상이 있으며 폐경 후 여성에게 많이 나타납니다.

위궤양, 십이지장궤양 ★★☆

헬리코박터파일로리균 감염이나 스트레스 등으로 위 점막 보호와 위산 분비의 균형이 깨져, 위나 십이지장 점막이 손상되는 병. 명치나 옆구리 통증, 더부룩함, 속쓰림, 혈변 등의 여러 증상이 나타납니다.

신호가 나타나는 원인 >
혈변은 주로 소화기 및 직장, 항문 질환으로 생긴 출혈 때문에 발생합니다.

일반적으로 변은 황토색이지만, 위장 출혈이 발생했다면 검은색 변이 나옵니다. 변이 붉은색이고 딱딱하면 치질을 의심해 볼 수 있고, 무르면 식중독이나 이질, 궤양성 대장염을 예상해 볼 수 있습니다. 붉은색을 띤 무른 변은 대장암의 가능성이 있습니다.

혈변을 일으키는 질병은 그 밖에도 위궤양, 십이지장궤양, 대장용종 등이 있습니다. 또한, 식중독으로 혈변이 나오기도 합니다.

혈뇨는 신장이나 방광 염증, 악성 종양, 요로결석이 원인일 때가 많습니다.

셀프케어는 이렇게 >
혈변이나 혈뇨는 대개 위장과 신장, 방광 등에 문제가 있을 때 나타납니다. 심각한 질병일 가능성도 있으니 우선 의사의 진찰을 받아 보세요.

특히 방광염은 여성이 걸리기 쉬운 질병으로 면역력이 떨어졌을 때 발병하기 쉽습니다. 피로는 가능한 한 제때제때 풀고, 휴식을 충분히 취하는 노력을 기울이세요.

치질은 흔한 질병입니다. 긴 시간 한 자세로 일하는 사무직 종사자나, 변비로 고생하시는 분이 걸리기 쉽기에 주의하셔야 합니다. 임신 기간에도 치질에 걸리곤 합니다.

✦ **알쓸건상** ✦　간식은 가장 살찌지 않는 시간인 낮 2시에 드시기를 권합니다. 비만 유전자 'BMAL1'을 기억하세요!

4

빈뇨,
요실금

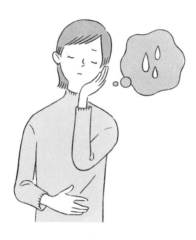

● 구체적 증상 ●

☐ 1일 8회 이상 잦은 소변을 본다

☐ 잔뇨감이 있다

☐ 소변이 잘 나오지 않는다

☐ 소변이 샌다

● 신호로 예측할 수 있는 병 ●

과민성 방광 ★☆☆

골반저근에 문제가 있거나, 뇌와 방광을 연결하는 신경 트러블로 방광 기능이 과민해지는 병. 빈뇨, 강한 요의, 요실금 등의 증상이 나타납니다.

방광염 ★☆☆

장내 세균의 침입 등으로 방광에 염증이 생기는 병. 잦은 요의, 혈뇨, 배뇨 끝의 통증, 잔뇨감 등의 증상이 나타나며 여성 발병률이 높습니다.

수신증, 수뇨관증 ★★☆

어떠한 원인으로 요관이 막혀, 요관 주변이 확장하는 병. 소변이 잘 안 나오고, 복통, 요통, 구역질, 고열 등의 증상이 나타납니다.

방광암 ★★★

방광의 요로 상피라는 부분에 악성 종양이 생기는 병. 빈뇨, 배뇨 시 통증, 혈뇨 등의 증상이 있습니다.

신호가 나타나는 원인 > 빈뇨란 1일 8회 이상 배뇨하는 것을 말합니다. 수분과 알코올의 과다 섭취 외에 카페인 등 이뇨 작용을 하는 음료를 섭취했을 때 빈뇨가 생기기 쉽습니다. 또한, 스트레스와 불안 등으로 방광을 제어하는 자율 신경 기능에 이상이 생겼을 때 나타나기도 합니다.

빈뇨 증상을 일으키는 질병은 방광이나 신장 질환입니다. 특히 빈뇨는 방광 주변의 장기가 어떤 질병으로 비대해진 탓에 방광이 눌려 생깁니다. 질병은 아니지만, 자궁이 커지는 임신 기간에도 발생하기 쉽습니다.

또한, 방광과 자궁을 지탱하는 골반저근이 노화나 배변할 때의 진통, 잦은 기침, 재채기 등의 부담으로 쇠약해지면 빈뇨나 소변이 새는 증상이 잘 나타납니다.

셀프케어는 이렇게 > 정상적인 화장실 횟수는 1일 4~7회입니다. 하루 8회 이상 소변이 나온다면 빈뇨 상태이므로 수분이나 알코올, 카페인 섭취를 삼가도록 합니다.

또한, 골반저근을 단련하는 것도 중요합니다. 항문과 질, 요도 주변을 조이는 이미지로 힘을 주는 훈련(케겔 운동)을 습관화해 보세요.

참을 수 없는 강한 요의나 기타 증상이 함께 나타나거나, 이상 증상이 확연히 느껴진다면, 질병이 의심되므로 의사의 진찰을 받아야 합니다.

✦ **알쓸건상** ✦ 탈모가 심해진다 싶으면 세포 분열을 도와주는 아연을 섭취하세요.

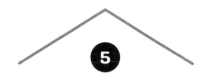

5

생리 불순,
무생리,
부정출혈

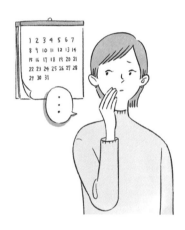

● 구체적 증상 ●

☐ 생리 주기가 불규칙하다

☐ 생리가 멈췄다

☐ 생리 이외의 출혈이 있다

☐ 적은 양이지만, 찔끔찔끔 출혈이 있다

☐ 성교 시 출혈이 있다

● 신호로 예측할 수 있는 병 ●

자궁내막증 ★★☆

원래 자궁 안에 있어야 할 자궁내막이 자궁 외(복막이나 자궁근층 내, 난소 등)에 생기는 병. 생긴 내막이 배출되지 않는 탓에 염증이나 유착이 일어나 심한 생리통을 유발합니다.

자궁근종 ★★☆

자궁벽에 양성 종양이 생기는 병. 빈혈이나 생리통, 부정출혈, 생리 불순, 생리량 증가 등의 증상이 나타납니다. 30세 이상의 20~30%에게서 보이기에 드문 질환은 아닙니다.

갑상샘항진증(바제도병) ★★☆

자가면역질환 때문에 신진대사를 촉진하는 갑상샘 호르몬이 지나치게 체내에서 작용하는 병. 혈압 상승, 심박수 증가, 부정맥, 두근거림, 다한증, 화끈거림, 생리 불순, 피부 건조, 수면 장애 등의 증상이 나타납니다.

뇌하수체선종 ★★☆

뇌의 아래 부분에 있으며 각종 호르몬을 분비하는 뇌하수체에 양성 종양이 생기는 병. 시야 장애나 생리 불순 등의 여러 증상이 나타납니다.

신호가 나타나는 원인 > 생리 불순 혹은 생리가 멈추는 이유에는 몇 가지가 있습니다. 생식기에 질병이 있어서, 호르몬 분비에 문제가 있어서, 스트레스 등의 정신적 부하가 있어서 등등.

부정출혈은 자궁이나 난소 등의 생식기에 질병이 있거나, 호르몬 균형에 문제가 생겼을 때 딱히 몸 상태가 나쁘지 않아도 나타날 수 있습니다. 개인차가 있기는 하지만, 배란 시에도 출혈이 일어나죠. 호르몬 균형에 문제가 있어 생기는 부정출혈은 사춘기나 갱년기에 많이 나타납니다.

부정출혈을 일으키는 생식기 관련 질병에는 자궁내막증, 자궁근종, 자궁경부 용종 등이 있습니다. 난소의 기능이 떨어져 생리 전에 소량의 출혈이 일어나는 황체기능부전, 소량의 출혈이 계속되는 무배란 생리 등도 있습니다.

셀프케어는 이렇게 > 일반적인 생리 주기는 25~38일 정도입니다. 다음 생리까지 39일 이상이라면 희발 생리, 24일 이하라면 빈발 생리, 생리 기간이 8일 이상 이어지면 과장 생리, 2일 이내에 끝난다면 과단 생리로 볼 수 있습니다. 호르몬 분비나 난소 기능에 문제가 있어 이러한 주기 이상이 발생했을 수 있으니 의사의 진찰을 받아 보세요.

생리량이 너무 많거나, 간을 작게 덩어리 내놓은 듯한 형태의 피가 섞여 있거나, 생리통이 심하면 자궁근종, 자궁내막염, 자궁암에 걸렸을지도 모릅니다. 해당 증상이 발견되었다면 반드시 병원에 가 보셔야 합니다.

생리 불순을 겪고 있다면, 자율 신경에 문제를 일으키는 무리한 다이어트 등은 자제하세요. 규칙적인 생활과 건강한 식생활을 하도록 애쓰고, 스트레스를 줄여 심신의 안정을 도모하세요.

+ 알쓸건상 + 튀김은 비만을 유발할 뿐 아니라 우울감을 높입니다. 자제하세요.

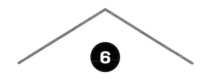

6

다리 저림,
통증

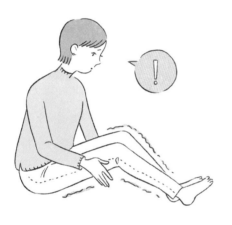

● 구체적 증상 ●

- ☐ 다리 전체가 저리다
- ☐ 다리 일부가 저리다
- ☐ 다리 전체가 아프다
- ☐ 다리 일부가 아프다

● 신호로 예측할 수 있는 병 ●

좌골 신경통 ★☆☆

허리에서 다리에 걸쳐 뻗어 있는 굵고 중요한 좌골 신경이 압박 및 자극되는 병. 허리나 다리에 통증이나 저림을 일으킵니다. 요추추간판탈출증이나 요부척추관협착증 등이 원인일 때가 많습니다.

척추관협착증 ★★☆

척추관(등뼈 신경이 지나가는 공간)이 좁아져 눌리는 병. 다리 저림이나 통증, 마비, 보행 장애 등의 증세가 나타나며 고령자에게 많이 관찰됩니다.

폐색성 동맥경화증 ★★☆

다리의 굵은 혈관인 동맥이 동맥경화를 일으켜 혈류가 나빠지는 병. 산소와 영양이 다리의 신경에 도달하지 못해 저림과 통증이 생깁니다.

당뇨병 ★★☆

혈당을 통제할 수 없게 되는 병. 고혈당이 계속되어 혈관이 약해지기 때문에 다리 등 말단의 가는 혈관도 손상됩니다. 신경 기능 저하로 다리나 손 저림 증상이 나타납니다.

신호가 나타나는 원인 >   다리 저림이나 통증은 다양한 원인으로 나타납니다. 특히 허리에서 다리에 걸쳐 뻗은 좌골 신경이 압박과 자극을 받았을 때 많이 생겨납니다. 좌골 신경 장애는 요추추간판탈출증과 척추관협착증 같은 질병으로 이어질 수 있고, 허리 통증과 저림이 동반되기도 합니다. 그 밖에 당뇨병, 폐색성 동맥경화증, 급성 동맥 폐색증 등의 질병 때문에 다리 혈관에 장애가 발생하여 다리 저림이나 통증이 생기기도 합니다. 인플루엔자 등의 바이러스 감염이나 유행성 근통증으로도 다리가 아플 수 있어요.

셀프케어는 이렇게 >   다리 저림이나 통증은 대개 허리에서 다리로 뻗는 좌골 신경에 문제가 있을 때 많이 나타납니다. 그러니 허리에 부담을 주는 일이나 상황을 가능한 한 피하세요. 통증이 있다면 의사의 진찰을 받고 안정을 취해야 합니다.

또한, 동맥 같은 굵은 혈관이나 말단 혈관에 장애가 생겨도 다리 저림이나 통증이 나타납니다. 당뇨병 같은 생활 습관병을 앓는 분은 의사와 상담해 보셔야 합니다.

허리에 부담을 덜려면 운동하는 습관을 길러 주세요. 허리 주변을 지지하는 전신 근육을 늘리는 것은 허리 통증을 줄이는 좋은 방법입니다.

✛ **알쓸건상** ✛   규칙적인 하루 세끼 섭취로 자율 신경을 이상적으로 조절하세요.

7

다리 부종, 부기, 혈관 불거짐

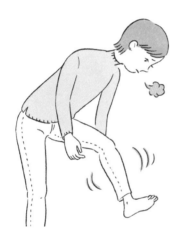

● 구체적 증상 ●

☐ 다리 전체가 붓는다

☐ 손가락으로 누르면 피부가 눌린 채
　제자리로 안 돌아온다

☐ 다리가 부은 느낌이 든다

☐ 다리에 푸르고 굵은 힘줄이 불거져
　있다

● 신호로 예측할 수 있는 병 ●

하지정맥류 ★☆☆

하지정맥 역류를 방지하는 밸브 기능에 장애가 생겨 혈액이 역류해 다리의 혈관이 혹처럼 솟아오르는 병. 다리 통증, 쥐, 부종, 나른함 등의 증세를 보입니다.

림프부종 ★☆☆

노폐물 등을 흘려보내는 림프의 흐름이 나빠지는 병. 다리 부종, 부기, 피부 경화 같은 증상이 나타납니다.

네프로제 증후군 ★★☆

신장에서 단백질이 빠져나와 소변으로 배출되는 병. 배뇨량 감소, 부종 등의 증상이 나타납니다.

심부전 ★★★

심장의 펌프 기능이 쇠약해져 전신에 필요한 산소와 영양이 도달하지 않게 되는 병. 언덕길이나 계단에서의 숨참, 두근거림, 나른함, 부종, 식욕 부진 등의 증상이 나타납니다.

신호가 나타나는 원인 >

다리는 심장에서 멀어 중력의 영향을 더 받기에 잘 붓는 부위입니다. 따라서 긴 시간 같은 자세를 유지하면 혈액이나 림프의 흐름이 막혀 부종이 발생하기 마련입니다. 수면 부족이나 피로가 쌓여 심장의 기능이 떨어져도 부종이 생깁니다. 대개는 몇 시간에서 하루 정도 지나면 가라앉는 일시적 현상입니다.

다리 부종을 일으키는 질병에는 심부전, 신부전, 간부전 등의 전신 질환과 하지정맥류나 심정맥혈전증, 림프부종 등의 국소성 질환이 있고, 갑상샘 기능 저하 및 약물 부작용이 원인일 때도 있습니다.

다리에 푸른 혈관이 튀어나왔다면 정맥에 장애가 생긴 하지정맥류가 그 원인입니다.

셀프케어는 이렇게 >

일시적인 부종이라면 문제가 없지만, 좀처럼 낫지 않거나 부종이 심하다면 질병의 가능성이 의심되니 신속하게 의사의 진찰을 받아 보세요.

하지정맥류를 예방하려면 혈액 순환이 잘될 수 있도록 해야 합니다. 긴 시간 서서 하는 일이나 한 자세로 오래 앉아 일하는 사무직 등 다리에 무리를 많이 주는 분은 중간중간 휴식을 가지세요. 그리고 적당한 운동으로 가능한 한 다리를 자주 움직여 주세요. 목욕할 때나 잠들기 전 다리 마사지 하기, 잘 때 다리를 높게 하여 부기와 혈류를 개선하기 등도 효과적입니다. 이미 발병했다면 자연 치유가 힘드니 의사의 치료를 받아야 합니다.

+ 알쓸건상 + 요실금에는 골반저근 트레이닝이 효과적입니다.

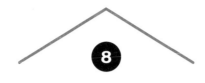

8

다리 감각과
운동 기능 이상

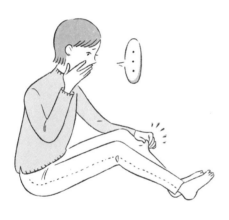

● 구체적 증상 ●

- ☐ 다리의 감각이 둔한 느낌이 든다
- ☐ 다리에 감각이 없다
- ☐ 다리가 마음대로 움직이지 않는다
- ☐ 다리가 전혀 움직이지 않는다
- ☐ 아무것도 없는데 걸려 넘어지거나 구른다

● 신호로 예측할 수 있는 병 ●

말초 신경 장애 ★☆☆

뇌나 척수에서 전신으로 뻗어 나가 전신을 움직이고 감각을 느끼게 하는 말초 신경에 장애가 생기는 병. 저림이나 통증, 감각 무뎌짐, 손발 근력 저하, 자율 신경 기능 이상 등의 증상을 보입니다.

당뇨병 신경 장애 ★★☆

당뇨 합병증으로 생기는 병. 당뇨병으로 고혈당 상태가 이어져 손발의 미세한 혈관이 막히거나, 다치는 등 신경에 장애가 생깁니다. 다리 저림, 통증, 감각이 없어지는 등의 증상이 나타납니다.

파킨슨병 ★★☆

뇌 속 신경 전달 물질인 도파민 생성이 줄어 몸이 제대로 움직이지 못하는 병. 손발 떨림, 근육 경직, 동작 굼뜸, 말을 잘 못하게 되는 등의 증상이 나타납니다.

근위축성측색경화증(ALS) ★★★

운동 신경 일부에 장애가 생기는 병. 손발에 힘이 없고 근육이 말라 가며 증상이 서서히 전신으로 퍼집니다. 입이나 목의 근육도 약해지고, 혀가 돌아가지 않게 되거나 사레들리는 등의 증상이 나타납니다.

신호가 나타나는 원인 ＞ 　　　　다리 감각 및 운동 기능은 뇌와 척수에서 전신의 기관 및 조직으로 뻗어 있는 말초 신경(운동 신경, 감각 신경, 자율 신경)에서 조정하고 있습니다. 즉, 다리 감각이나 운동 기능의 이상이 생겼거나, 뇌·척수·말초 신경의 어느 쪽인가에 장애가 일어나고 있어 몸에서 신호를 보내는 거지요.

구체적으로는 노화로 뇌신경 세포의 기능이 떨어졌거나, 뇌경색이나 뇌종양 등 뇌에 이상이 일어나 다리의 말초 신경으로 올바르게 정보가 전달되지 않거나, 말초 신경 자체에 장애가 생겨 감각이나 운동 기능에 문제가 발생했거나, 다리로 뻗어 나가는 신경의 분기점이 되는 허리 척추 주변에서 문제가 생겼거나 등으로 추측할 수 있습니다.

말초 신경 장애를 일으키는 질병에는 당뇨 합병증으로 생기는 당뇨병 신경 장애, 길랑-바레 증후군, 파킨슨병, 근위축성측색경화증 등이 있습니다.

셀프케어는 이렇게 ＞ 　　　　다리에 감각이 없거나, 둔해지거나, 다리를 움직이기 어렵거나, 전혀 움직여지지 않을 때는 뇌와 척수, 신경에 문제가 있을 가능성이 큽니다. 특히 뇌경색이나 뇌종양 등의 뇌 질환은 생명에 지장이 있는 심각한 질병이니 다리 감각과 운동 기능에 이상이 생겼다면 신속히 의사의 진찰을 받아 보세요.

또한, 말초 신경의 이상은 주변 근육의 뭉침이나 척추 변형에 따른 압박으로 발생할 수 있습니다. 노화에 따른 몸의 쇠약이나 뼈의 변형, 운동 부족으로 근육량 감소, 체중 증가 같은 증상도 나타나니 평소 규칙적으로 운동하는 습관을 기르고 올바른 자세를 취하도록 애쓰세요.

＋ **알쓸건상** ＋　매일 아침 된장국을 드시면 고혈압을 예방할 수 있습니다.

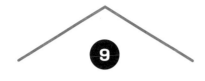

9

다리에
쥐가 난다

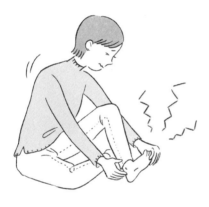

● 구체적 증상 ●

☐ 자는 사이에 다리에 쥐가 난다

☐ 갑자기 다리에 쥐가 난다

☐ 운동 중에 다리에 쥐가 난다

● 신호로 예측할 수 있는 병 ●

하지정맥류 ★☆☆

하지정맥 역류를 방지하는 밸브 기능에 장애가 생겨 혈액이 역류해 다리의 혈관이 혹처럼 솟아오르는 병. 다리 통증, 쥐, 부종, 나른함 등의 증세를 보입니다.

신부전 ★★☆

신장에 장애가 생겨 노폐물 여과, 체내의 수분·전해질 조정, 호르몬 분비 같은 기능이 정상 작동하지 않는 병. 배뇨 문제, 피로감, 권태감, 부종, 손발 저림 등의 증세가 나타납니다.

간부전 ★★☆

간에 장애가 생겨 해독 배출, 단백질·지방질 생성, 당신생(비탄수화물로부터 글리코겐이나 당류를 생산하는 것) 같은 기능이 정상 작동하지 않는 병. 복수, 황달, 착란, 졸음, 근력 저하, 손에 쥐가 나는 증상이 나타납니다.

당뇨병 신경 장애 ★★☆

당뇨 합병증으로 생기는 병. 당뇨병으로 고혈당 상태가 이어져 손발의 미세한 혈관이 막히거나, 다치는 등 신경에 장애가 생깁니다. 다리 저림, 통증, 감각이 없어지는 등의 증상이 나타납니다.

신호가 나타나는 원인 > 다리에 쥐가 나는 원인에는 근육 쇠약, 피로, 냉증, 수분 부족으로 생긴 전해질 균형 붕괴, 약물 부작용 등이 있습니다. 특히 수면 중에는 땀을 많이 흘려 탈수, 냉증이 생기기 쉽고, 긴 시간 같은 자세를 유지하기에 다리에 쥐가 잘 날 수밖에 없습니다.

또한, 당뇨병이나 신장·간·혈관에 장애가 있을 때, 요추추간판탈출증이나 척추관협착증 등 허리에서 다리로 뻗는 신경에 장애가 있을 때도 다리에 쥐가 나기 쉬워집니다.

그 밖에 다리 혈류가 나빠지는 임신 중에도 다리에 쥐가 잘 납니다.

셀프케어는 이렇게 > 수분 부족은 다리에 쥐가 나는 주요 원인입니다. 자주 쥐가 난다면 물을 수시로 드세요. 이온 음료 등으로 전해질을 보충하면 더욱 효과적입니다. 또한, 영양 균형이 잘 잡힌 식습관과 적당한 운동도 매우 중요합니다.

몸이 차가워지면 근육의 혈액 순환을 방해하여 다리에 쥐가 나는 원인이 됩니다. 몸을 따뜻하게 해 주세요.

지나친 운동이나 서서 하는 일 등으로 다리에 무리를 많이 주는 분은 반드시 중간중간 휴식을 가지세요. 다리를 쉬게 해 주어야 피로가 쌓이는 것을 막을 수 있습니다.

＋ **알쓸건상** ＋ 30분 이내의 낮잠으로 자율 신경을 조절할 수 있습니다.

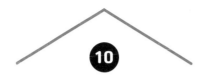

10

다리가
노랗게 변한다,
멍이 든다

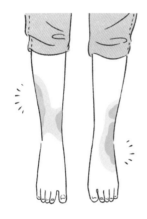

● 구체적 증상 ●

☐ 다리에 노랗고 큰 얼룩이 있다
☐ 다리에 기억나지 않는 멍이 있다

● 신호로 예측할 수 있는 병 ●

감피증 ★☆☆

감귤류에 풍부하게 포함된 카로틴을 너무 많이 섭취해서 피부에 노란 색소 침착이 일어나는 증상입니다.

폐색성 황달 ★★☆

간에서 만들어져 장으로 흘러나오는 담즙의 흐름이 담석 등으로 막혀 담즙이 혈액으로 역류하는 병. 소변이나 대변의 변색, 황달 등의 증상이 나타납니다.

간부전 ★★☆

간에 장애가 생겨 해독 배출, 단백질·지방질 생성, 당신생(비탄수화물로부터 글리코겐이나 당류를 생산하는 것) 같은 기능이 정상 작동하지 않는 병. 복수, 황달, 착란, 졸음, 근력 저하, 손에 쥐가 나는 증상이 나타납니다.

급성 림프성 백혈병 ★★★

백혈구, 적혈구, 혈소판이 되어야 할 세포가 암세포로 변하는 병. 빈혈, 두근거림, 숨참, 발열, 권태감, 두통, 현기증, 멍, 코피, 황달 등의 증상을 보입니다.

신호가 나타나는 원인 > 담즙이 체내에서 원활하게 흐르지 못해 빌리루빈이라는 성분이 피부를 노랗게 하는 병이 바로 황달입니다. 담즙의 흐름이 나빠지는 원인은 간 기능 저하, 담석 등에 있습니다.

발병한 모습은 비슷하지만, 다른 병이 감피증입니다. 카로틴이 포함된 음식 등을 너무 많이 섭취해 감피증에 걸리면 피부가 노랗게 변합니다.

외상 이외의 멍의 원인으로는 간 기능 장애나 백혈병 등 혈액 질병을 의심해 볼 수 있습니다. 이외에도 30세 이후로 발병하기 쉬운 노인성 자반증, 3~10세에 자주 발생하는 알레르기성 자반증 등이 원인일 수도 있습니다.

셀프케어는 이렇게 > 황달이나 기억이 나지 않는 멍은 간 등의 신체 장기에 문제가 있을 가능성이 큽니다. 그러니 내버려 두지 말고 꼭 의사의 진찰을 받아 보세요.

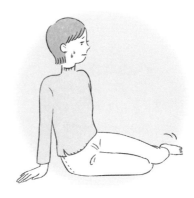

＋ **알쓸건상** ＋　그릇의 크기를 줄이면 시각 효과 덕분에 적은 양으로도 포만감을 느낄 수 있습니다.

175

11

무릎 통증,
물이 참

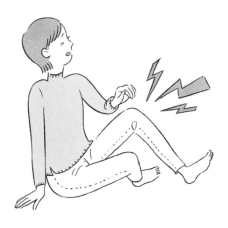

● **구체적 증상** ●

☐ 걸으면 무릎이 아프다

☐ 가만히 있어도 무릎 관절이 아프다

☐ 무릎에 물이 찬다

● **신호로 예측할 수 있는 병** ●

퇴행성 무릎 관절염 ★★☆

무릎 관절에 가해지는 충격을 흡수하는 관절 연골이 노화 등으로 닳거나, 관절 염증, 변형 등을 일으키는 병. 무릎 통증이나 부기, 관절에 물이 차는 등의 증상이 나타납니다.

반월판 손상 ★★☆

반월판이라는 초승달 모양의 무릎 연골이 손상되는 병. 무릎 통증이나 부기, 관절의 가동 범위가 좁아지는 등의 증상이 나타납니다.

류머티즘 관절염 ★★☆

면역 세포가 체내 세포를 적으로 착각해 전신의 관절이나 뼈를 공격하는 병. 관절이 파괴되고, 더 나빠지면 변형되기도 합니다. 좌우 관절부에 부기와 강한 통증이 나타납니다.

신호가 나타나는 원인 >

보행 등 일상적인 동작에도 부담을 받기 쉬운 무릎 관절은 주변 근육이 지탱하고 있습니다. 그중에서도 무릎 관절을 지탱하는 근육인 넙다리 네 갈래근과 햄스트링이 노화와 운동 부족 등으로 약해지면 무릎 관절에 직접 충격이 가해져 통증이 생깁니다. 만약 상태가 더 나빠지면 뼈와 연골이 변형되어 퇴행성 무릎 관절염이 발병하게 됩니다.

반월판 등 무릎 연골은 노화나 무리한 운동으로 생긴 변형, 상처 등이 원인이 되어 통증으로 나타납니다. 체중 증가도 무릎의 부담을 늘려 통증과 물이 차는 원인이 됩니다. 운동 부족으로 무릎을 쓸 일이 줄어들면 무릎 관절의 유연성이 없어져 통증이 오기도 하지요.

셀프케어는 이렇게 >

만성 무릎 통증이 있다면, 넙다리 네 갈래근과 햄스트링을 단련해 무릎 관절에 가해질 충격을 줄여야 합니다. 그러나 반월판 손상이 있을 수도 있으니, 우선 의사의 진찰을 받아 보세요. 무릎 염증이 심해진 탓에 무릎 관절에 물이 차 있어도 의사와 상담해야 합니다.

비만도 무릎 통증의 원인이니 적정 체중을 유지하도록 애쓰세요.

콘드로이틴과 글루코사민, 오메가3 지방산 등 무릎 연골을 생성하는 성분을 섭취하는 것도 좋은 방법입니다.

＋ **알쓸건상** ＋　긴장과 피로가 느껴진다면 1분간 명상으로 릴랙스하세요.

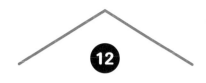

12

발가락 통증,
가려움증,
위화감, 부기

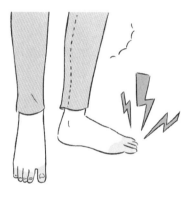

● 구체적 증상 ●

☐ 발가락 관절이 아프다

☐ 발가락이 가렵다

☐ 발가락에 위화감이 든다

☐ 발가락이 부어 있다

● 신호로 예측할 수 있는 병 ●

무좀(발 백선) ★☆☆

곰팡이의 일종인 백선균이 발 피부에 기생하는 병. 발이 가렵고, 피부가 하얗게 붇고, 물집이 생기고, 각질이 벗겨지는 등의 증상이 나타납니다.

무지외반증 ★☆☆

구두 등의 압박으로 엄지발가락이 검지 쪽으로 휘어지면서 엄지발가락 관절이 튀어나오는 병. 튀어나온 부위가 구두에 닿아 염증이 생기며 통증이나 부기 등의 증상이 나타납니다.

통풍 ★★☆

지나치게 늘어난 요산이 결정화해 전신의 여러 관절에 쌓여 염증을 일으키는 병. 특히 엄지발가락 관절에 부기나 극심한 통증이 오곤 합니다. 발등이나 발, 무릎, 손, 어깨 관절에도 생깁니다.

류머티즘 관절염 ★★☆

면역 세포가 체내 세포를 적으로 착각해 전신의 관절이나 뼈를 공격하는 병. 관절이 파괴되고, 더 나빠지면 변형되기도 합니다. 좌우 관절부에 부기와 강한 통증이 나타납니다.

신호가 나타나는 원인 > 발가락 통증을 일으키는 질병에는 통풍이나 류머티즘 관절염 등이 있습니다. 류머티즘 관절염은 여성에게서 많이 나타나지만, 통풍은 남성에게서 대개 발병합니다.

발가락에 가려움증과 부기가 나타난다면 무좀이나 티눈, 바이러스성 사마귀 등 피부 문제를 일으키는 질병을 의심해 볼 수 있습니다.

가려움의 원인으로 일반적인 무좀은 피부가 백선균이라는 곰팡이의 일종에 감염되어 발생합니다. 무좀에는 세 가지 유형이 있으며, 발가락 사이에 피부가 붉거나 붉은 염증이 발병하는 지간형, 발가락 관절이나 발바닥과 발 가장자리에 작은 물집이 생기는 소수포형, 발뒤꿈치와 발바닥 피부가 두껍고 딱딱해져 균열이나 통증이 생기는 각질 증식형으로 나닙니다.

셀프케어는 이렇게 > 목욕탕과 헬스장 등의 공용 매트에서 무좀 백선균에 감염되기 쉽습니다. 감염 위험이 있는 장소에 방문했다면 24시간 이내에 발을 씻어 주세요. 사마귀 역시 바이러스 감염으로 발생할 수 있기에 주의해야 합니다.

류머티즘 관절염은 치료가 늦을수록 관절 파괴가 더 진행되므로 발가락이나 무릎, 팔꿈치, 손 관절 등에 통증이 있다면 빨리 의사의 진찰을 받아 보세요.

하이힐이나 폭이 좁은 신발, 발 모양에 맞지 않는 신발을 신을 일이 많으면 발가락에 부담이 되어 무지외반증을 일으킬 수 있습니다. 자신의 발 모양에 맞는 신발을 선택하세요.

＋ 알쓸건상 ＋ 몸의 부기를 빼고 싶다면 요쿠이닌이 풍부한 율무차를 드세요.

13

발바닥 통증, 가려움증, 건조

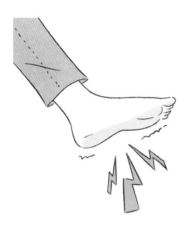

● 구체적 증상 ●

- ☐ 걸으면 발바닥이 아프다
- ☐ 발바닥을 누르면 아프다

● 신호로 예측할 수 있는 병 ●

무좀(발 백선) ★☆☆

곰팡이의 일종인 백선균이 발 피부에 기생하는 병. 발이 가렵고, 피부가 하얗게 붙고, 물집이 생기고, 각질이 벗겨지는 등의 증상이 나타납니다.

장척농포증 ★★☆

발바닥과 손바닥에 고름이 낀 물집이 반복적으로 생기는 병. 처음에는 가렵고, 상태가 나빠지면 통증까지 생깁니다. 관절이나 뼈의 통증도 일으킵니다.

족저근막염 ★★☆

본래 아치형인 발바닥 중심이 굳어 발바닥 자체가 지닌 신축성에 문제가 생기는 병. 걸을 때 발뒤꿈치나 발바닥에 통증이 느껴지고, 발바닥 땅김이나 눌렀을 때 아픈 증상 등이 있습니다.

건선 ★★☆

면역 기능의 저하나 유전 등의 요인으로 피부 신진대사가 지나치게 활성화하는 병. 피부가 두꺼워져 부어오르거나 비늘 같은 것이 생겼다가 벗겨지는 증세가 나타납니다.

신호가 나타나는 원인 > 발바닥의 중심은 보행을 돕는 역할을 합니다. 발바닥의 아치가 비만이나 운동 부족 등으로 굳어 버려 신축성에 문제가 생기면 걸을 때 통증을 느끼게 됩니다.

발바닥 아치가 없는 평발인 분은 족저근막염에 걸리기 쉽습니다.

또한, 장척농포증 등으로 발바닥에 통증이 생기기도 합니다.

발바닥의 거칠거칠한 건조와 심한 가려움은 무좀 때문에 더 심해질 수 있습니다. 건조를 일으키는 각질 증식형 무좀은 가려운 증상이 나타나지 않아 알아차리기 어렵기에 주의해야 합니다. 만약 가렵다면 피부가 붉거나 물집이 함께 나타나곤 합니다.

셀프케어는 이렇게 > 운동 부족이나 체중 증가 등으로 발바닥의 아치가 무너지면 발바닥이 아플 수 있습니다. 평소 규칙적인 운동을 하는 습관을 들여 적정 체중을 유지하도록 하세요.

발바닥의 가려움이나 건조를 일으키는 무좀 백선균은 목욕탕과 헬스클럽 등에 깔린 공용 매트에서 감염되는 일이 잦습니다. 감염 위험이 있는 장소에 방문했다면 24시간 이내에 발을 씻으세요.

무좀 때문에 발바닥이 거칠어졌을 때는 가려운 증상이 나타나지 않습니다. 일반적인 건조 증상과 구별하기 힘드니 이상한 느낌이 든다면 우선 의사의 진찰을 받아 보세요.

✦ **알쓸건상** ✦ 몸의 냉기를 제거하려면 생강, 파, 마늘을 드세요.

변비는 만병의 근원,
운동과 음식으로 타파합시다!

변비란 3일 이상 변을 못 보거나 배변 후에 잔변감이 있는 상태를 말합니다. 변이 그렇게 체내에 쌓이면 장내에 나쁜 균이 늘어나 유해 물질을 발생시킵니다.

장은 흡수한 영양을 혈액으로 내보내는 역할을 하므로 변비가 이어지면 질 나쁜 혈액이 전신에 돌게 됩니다. 당연히 피부가 거칠어지고, 몸은 차가워지고, 피로와 비만을 유도하고, 면역력이 떨어집니다. 또한, 장과 뇌는 서로 연결되어 정보 교환을 하고 있습니다. 따라서 장내 환경이 나빠지면 자율 신경의 균형이 무너져, 초조함과 우울함을 느낍니다.

변비는 식이섬유, 수분, 지방질이 부족하거나, 무리한 다이어트로 식사량이 줄었거나, 운동 부족으로 근력이 떨어졌거나, 자율 신경 기능에 이상에 생겼거나 대변을 무리하게 참았을 때 등 그 발생 원인이 다양합니다. 스트레스를 받아 교감 신경이 부교감 신경보다

우위를 점해도 장 연동 운동의 기능이 떨어져 변비에 걸리지요. 그러니 변비로 고민이라면 식사와 수분을 잘 섭취하고, 가능한 한 스트레스를 줄이고, 규칙적으로 운동을 해 줘야 합니다.

변비 해소에 좋은 음식은 상온의 물, 적당한 지방질, 식이섬유, 유산균 등의 착한 균을 포함한 식품들입니다. 특히 식이섬유는 포만감을 주는 불용성 식이섬유(곡물이나 잎채소, 콩, 버섯, 해조 등)와 착한 균의 먹이가 되는 불용성 식이섬유(다시마나 미역, 과일, 보리 등)를 모두 섭취해 주세요.

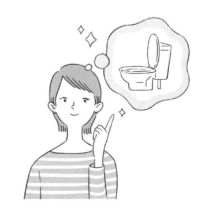

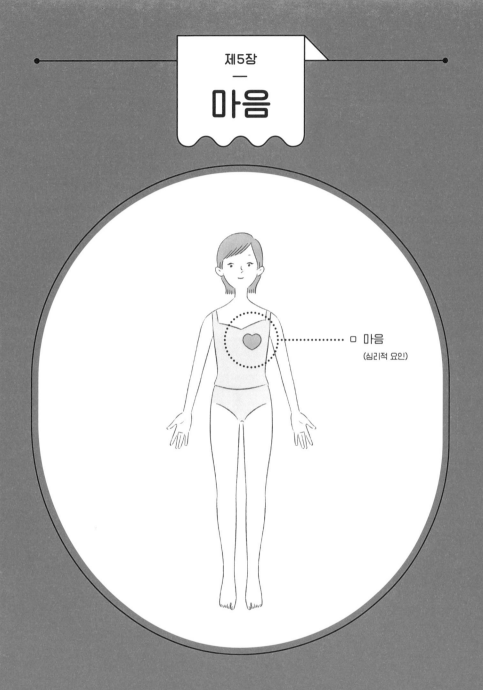

제5장

마음

□ 마음
(심리적 요인)

마음이 건강해야 몸도 건강합니다. 이토록 마음과 몸은 밀접하게 연결되어 있어요.
항상 건강하려면 마음의 관리가 매우 중요합니다.

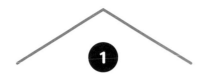

1

의욕이 없다

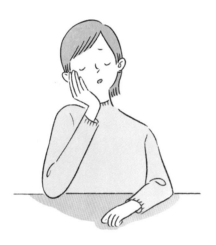

자율 신경 기능 이상 ★☆☆

자율 신경의 균형이 깨지면 심신의 여러 가지 불균형이 일어납니다. 초조감, 불안감, 우울감, 의욕 상실, 피로감, 두근거림, 나른함, 불면증 등이 나타납니다.

우울증 ★★☆

대인 관계 고민이나 이별, 질병 등 여러 가지 이유로 불안함이나 우울함을 만성적으로 느끼는 기분 장애. 피로감, 수면 장애, 흥미와 의욕 상실, 답답함, 불안감, 초조감 등이 생깁니다.

적응 장애 ★★☆

취업이나 이혼, 질병 등 생활 변화로 스트레스를 받아 환경에 적응하지 못하는 병. 우울감, 불안감, 초조감, 무기력감, 두근거림, 현기증, 권태감 등의 증세를 보입니다.

● 구체적 증상 ●

☐ 의욕이 생기지 않는다

☐ 무기력하다

☐ 매사에 흥미가 일지 않는다

신호가 나타나는 원인 > 매사에 의욕이 생기지 않는다면, 마음에 뭔가 문제가 생겼다고 추측할 수 있습니다. 답답함이나 불안감, 무기력감 같은 증상이 함께 나타난다면 마음의 병일 가능성이 큽니다. 특히 우울증은 꼼꼼한 성격, 책임감이나 정의감이 강한 완벽주의자에게 잘 나타납니다. 이러한 본래의 기질에 강한 스트레스 등이 더해져 다양한 마음의 병을 앓게 되는 거지요.

이같은 마음의 질병에는 우울증, 적응 장애 등이 있습니다. 또한, 자율 신경의 균형이 무너져 일어나는 자율 신경 기능 이상도 같은 증상을 일으킵니다.

셀프케어는 이렇게 > 평소 가능한 한 심신에 부하를 주지 말고, 스트레스를 제때 푸는 등 무리를 하지 않아야 합니다. 스트레스나 고민은 혼자서 쌓지 말고, 가족이나 친구 같은 가까운 이들에게 이야기해 보세요. 그것만으로도 마음의 부담을 더는 데 효과가 있습니다. 조금이라도 마음에 문제가 생겼다고 느껴지면 참지 말고 의사와 상담하시고요.

또한, 불규칙한 생활, 만성 스트레스, 과로, 불균형한 식생활, 수면 부족 등으로 자율 신경의 균형이 깨지면 피로감, 나른함, 우울감, 의욕 상실 등 우울증과 비슷한 정신 증상이 일어날 수 있습니다. 평소 올바른 생활 습관을 기르고, 적당한 운동도 거르지 마세요.

✦ **알쏠건상** ✦ 몸에 좋은 적정 수면 시간은 7시간입니다.

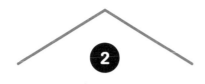

❷

막연한
불안과 공포에
사로잡힌다

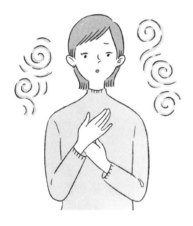

● 구체적 증상 ●

☐ 막연한 불안을 느낀다

☐ 어떤 특정 사안에 강한 공포를 느낀다

☐ 갑자기 강한 불안을 느끼며 패닉
　 상태에 빠진다

☐ 사람을 만나는 데 강한 불안을 느낀다

● 신호로 예측할 수 있는 병 ●

범불안 장애 ★★☆

근거 없이 최악의 미래를 상상하고 불안함을 느끼는 병. 불안감, 과민함, 초조감, 긴장감, 집중력 저하, 두통, 두근거림, 숨막힘, 떨림 등의 증상이 나타납니다.

공포성 불안 장애 ★★☆

여러 가지 대상이나 상황에 두려움을 느끼는 병. 적면 공포(다른 사람을 대할 때 얼굴이 빨개지고 불안해하는 대인 공포증), 추형 공포(기형이나 변형을 비정상적으로 무서워하는 증상), 자기 냄새 공포(자기의 몸에서 나는 냄새가 주변에 불쾌감을 주고 있다고 생각해 사람 만나는 것을 꺼리는 증상) 등이 있습니다.

우울증 ★★☆

대인 관계 고민이나 이별, 질병 등 여러 가지 이유로 불안함이나 우울함을 만성적으로 느끼는 기분 장애. 피로감, 수면 장애, 흥미와 의욕 상실, 답답함, 불안감, 초조감 등이 생깁니다.

공황 장애 ★★☆

이유 없이 갑자기 강한 불안감을 느끼는 병. 죽음의 공포, 두근거림, 호흡 곤란, 현기증, 발한, 자율 신경 난조 등이 일어납니다. 상태가 심해질수록 외출조차 두려워하게 됩니다.

신호가 나타나는 원인 >

불안은 대상이 명확하지 않은 막연한 불쾌함입니다. 한편, 공포는 명확한 대상을 향한 강한 경계나 두려움을 느끼는 것을 말합니다.

공황 장애처럼 이유 없이 갑자기 강한 불안을 느끼는 병도 있는가 하면, 적면 공포, 추형 공포(다른 사람이 보기에는 정상적인 외모인데도 심각한 신체 결점이 있다고 여기고 그 때문에 다른 사람에게 불쾌감을 주거나, 경멸을 받고 있다고 생각하는 증상), 자기 냄새 공포처럼 특정 이유로 타인과 만나는 데 불안을 느끼거나, 높은 곳, 막힌 곳, 어둠 등 특정 대상이나 상황에 공포를 느끼는 공포성 불안 장애도 있습니다.

그 밖에도 새로운 상황에 대응할 수 없어 강한 불안과 공포를 느끼는 적응 장애도 이러한 증상의 원인입니다.

셀프케어는 이렇게 >

불안은 누구나 지닌 감정입니다. 따라서 어디부터가 질병인지 명확한 기준을 세우기는 어렵다고 봅니다. 그러나 이유가 없이 오래 이어지는 강한 불안이나 공포로 일상생활에 지장이 있거나, 공포심이 매우 강해서 사람을 만나는 일이나 외출이 두렵다면 마음의 병을 의심해 볼 수 있습니다. 이때는 참지 말고 전문의에게 상담받아 보세요.

또한, 외상후스트레스장애(PTSD)와 같이 어떤 일이 계기가 되어 자신도 모르게 트라우마가 생기고, 그것이 막연한 불안이나 공포를 느끼게 하는 때도 있습니다. 그럴 때 스스로 해결하려고 하지 말고 우선 의사와 상담해야 조기에 치료할 수 있습니다.

+ 알쓸건상 + 잠이 안 오면 침대에 누워 복식 호흡을 해 보세요.

3

기분이
우울하다

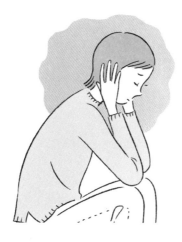

● 구체적 증상 ●

☐ 항상 기분이 우울하다

☐ 아침이나 저녁이 되면 기분이 처진다

☐ 사람을 만난 후 우울해진다

● 신호로 예측할 수 있는 병 ●

인격 장애 ★★☆

행동이나 인지의 척도가 일반인과 동떨어져 사회생활에 장애가 있는 병. 정서 불안, 충동적 행동, 공허감, 답답함, 자기 파괴적 행동, 가까운 사람에게 보이는 강한 의존성 등이 나타납니다.

우울증 ★★☆

대인 관계 고민이나 이별, 질병 등으로 불안함이나 우울함을 만성적으로 느끼는 기분 장애입니다. 피로감, 수면 장애, 흥미와 의욕 상실, 답답함, 불안감, 초조감 등의 증상이 나타납니다.

비정형 우울증 ★★☆

새로운 유형의 우울증. 감정의 기복이 심하고 즐거울 때는 기운이 나며, 과식, 과면, 초조감, 저녁부터 밤에 쉽게 우울감이 높아지는 등 기존의 우울증과 정반대의 증상이 나타납니다.

범불안 장애 ★★☆

근거 없이 최악의 미래를 상상하고 불안함을 느끼는 병. 불안감, 과민함, 초조감, 긴장감, 집중력 저하, 두통, 두근거림, 숨막힘, 떨림 등의 증상이 나타납니다.

신호가 나타나는 원인 >

우울감과 의욕 없음, 사고력 및 집중력 저하 등이 일어나고 있는 상태를 우울 상태라고 합니다. 다만, 일시적인 우울증은 누구에게나 일어날 수 있으며 질병이 아닙니다. 이러한 우울증은 스트레스를 느낄 만한 사건이나 질병, 알코올 등의 약물로도 발생합니다.

그러나 이러한 일시적 우울증이 만성화되고 심신의 부담이 커지면 질병으로 규정하는 우울증으로 이어집니다. 뚜렷한 원인 없이도 우울감이 가시지 않거나 살아갈 기력을 잃거나 하여 활동 능력이 떨어집니다. 심하면 자살 충동을 느끼기도 합니다. 우울증은 많은 마음의 질병에서 볼 수 있습니다.

만성 피로 증후군은 우울증과 증상이 비슷해 우울증으로 오인하기도 해요.

셀프케어는 이렇게 >

우울증은 행복을 느끼는 뇌 속 세로토닌이 부족해서 발생한다고 알려져 있습니다. 우울증에 걸리기 쉬운 유형이라면 햇볕 쬐기, 운동하기, 웃기 등을 의식적으로 습관화해 세로토닌 분비를 늘려야 합니다. 가족 등 친한 사람과 서로 부드럽게 마사지를 하는 것으로도 세로토닌 분비가 활성화됩니다.

다만, 우울증이나 기타 마음의 질병에 걸렸다면 의사의 치료가 필요하니 신속히 병원에 가 보셔야 합니다. 혼자서 고민하지 말고 친한 사람에게 상담을 청하는 것도 중요합니다.

✚ **알쓸건상** ✚   폴리페놀은 혈관을 젊게 가꿔 줍니다. 적포도주, 녹차, 카카오 함량이 높은 초콜릿을 드셔 보세요.

4

사람
만나기가
무섭다

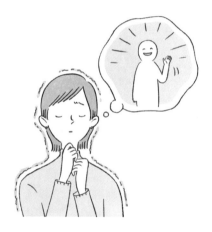

사회 불안 장애(대인 공포증)
★☆☆

공포성 불안 장애의 일종. 많은 이의 주목을 받거나 다른 사람과 접하는 것 등에 두려움이나 과도한 고통을 느낍니다. 회사나 학교에 갈 수 없게 되고, 외출할 수 없게 되는 등 사회생활을 하기 어려워집니다. 우울증이 나타날 수도 있습니다.

공포성 불안 장애 ★★☆

여러 가지 대상이나 상황에 두려움을 느끼는 병. 적면 공포, 자기 냄새 공포, 추형 공포 등이 있습니다. 높은 곳이나 어둠, 뾰족한 것 등 특정 사물에 두려움을 느끼기도 합니다.

● 구체적 증상 ●

☐ 사람과 이야기하기 무섭다
☐ 사람을 만나는 데 고통을 느낀다

신호가 나타나는 원인 > 원래 예민하거나 겁이 많은 사람은 여러 가지 일에 쉽게 스트레스를 받고, 사회 불안 장애에 걸리기 쉽습니다.

적면 공포, 자기 냄새 공포, 시선 공포, 추형 공포 등 자신에게 취약한 점과 관련한 공포가 증대되어 대인 공포를 일으키기도 합니다. 의사소통에 자신감이 없어 대인 공포를 느끼기도 하지요.

이외에도 도망갈 곳이 없는 환경이나 고소 공포, 폐소 공포, 동물 공포, 첨단 공포(바늘, 칼, 연필 등 날카롭거나 뾰족한 사물을 무서워하는 증상) 등도 사람을 만나기 무서워하는 증상의 원인일 수 있습니다.

셀프케어는 이렇게 > 누구든지 사람들 앞에 나서거나 처음 보는 사람과 접하는 데에 불안함이나 두려움을 느끼기 마련입니다. 그러나 지나친 공포와 긴장, 고통을 느끼면 사회생활에 지장이 생깁니다. 이러한 불안 장애 같은 증세가 심해지면 외출 자체에 고통을 느낄 수도 있지요.

이러한 증상들은 스스로 해결하기 어려우니 반드시 의사의 치료를 받아야 합니다. 고통을 겪고 있는데도 계속 참으면 몸과 마음이 지쳐 우울증이 생기거나 병세가 더 나빠질 수 있으니 주의하세요.

+ **알쓸건상** + 체내 흡수율을 높이려면 생채소보다는 열에 익힌 채소를 드세요.

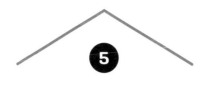

5

주변이 나를
싫어하는 것
같다

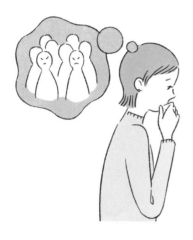

● 구체적 증상 ●

☐ 모든 사람이 내 욕을 한다고 느낀다

☐ 내가 냄새나서 미움받는다고 느낀다

☐ 내가 못생겨서 미움받는다고 느낀다

☐ 주위 시선이 싸늘하다고 느낀다

● 신호로 예측할 수 있는 병 ●

사회 불안 장애(대인 공포증)
★☆☆

공포성 불안 장애의 일종. 많은 이의 주목을 받거나 다른 사람과 접하는 것 등에 두려움이나 과도한 고통을 느낍니다. 회사나 학교에 갈 수 없게 되고, 외출할 수 없게 되는 등 사회생활을 하기 어려워집니다. 우울증이 나타날 수도 있습니다.

공포성 불안 장애 ★★☆

여러 가지 대상이나 상황에 두려움을 느끼는 병. 적면 공포, 자기 냄새 공포, 추형 공포 등이 있습니다. 높은 곳이나 어둠, 뾰족한 것 등 특정 사물에 두려움을 느끼기도 합니다.

조현병 ★★☆

대뇌피질에 장애가 생겨 말이 두서없어지고, 피해망상, 과대망상 등의 증상이 나타납니다. 환청으로 자신의 소문, 남이 하는 욕설이나 명령 등을 듣기도 합니다.

신호가 나타나는 원인 > 무의식중에 나쁜 방향으로 생각해 버리는 부정적 사고 회로는 누구나 지녔습니다. 또한, 그 성향이 남보다 강한 사람도 당연히 있지요.

그러나 이유 없이 사람에게 미움을 받고 있다고 느끼거나, 욕을 먹고 있는 듯한 느낌이 드는 피해망상은 마음의 병이 원인일지도 모릅니다. 이러한 피해망상은 특히 조현병에서 많이 볼 수 있습니다.

추형 공포나 자기 냄새 공포를 겪는 분에게도 피해망상이 일어나, 주변인들이 다 자신의 욕을 한다는 생각을 할 수도 있습니다.

셀프케어는 이렇게 > 실제로 욕을 들은 것도 아닌데 불안을 느낀다면 마음의 병이 의심됩니다. 또 남의 시선이 싸늘하게 느껴지거나, 들은 것도 아닌데 자신의 특정한 무엇인가(용모나 냄새 등)를 나쁘게 생각하고 있다고 느껴진다면 공포성 불안 장애나 사회 불안 장애를 앓고 있는지도 모릅니다. 내버려 두지 말고 병원에 가시기를 권합니다.

조현병은 자신에게 들려오는 소문이나 욕설이 환청임을 눈치채지 못하는 때가 많습니다. 불안감에 힘들어하지 말고 가족이나 가까운 친구에게 상담을 청해 보세요. 또한, 주변 분들도 무심히 지나치지 말고 의사의 진찰을 받도록 권해 주세요. 그건 무척 중요한 일입니다.

✦ **알쓸건상** ✦ 천천히 말하면 부교감 신경이 교감 신경보다 우위를 점해 자율 신경이 조절됩니다.

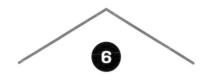

6

외출하고
싶지 않다

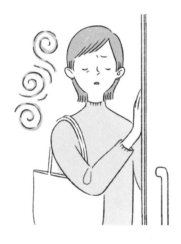

공포성 불안 장애 ★★☆

여러 가지 대상이나 상황에 두려움을 느끼는 병. 적면 공포, 자기 냄새 공포, 추형 공포 등이 있습니다. 높은 곳이나 어둠, 뾰족한 것 등 특정 사물에 두려움을 느끼기도 합니다.

공황 장애 ★★☆

이유 없이 갑자기 강한 불안감을 느끼는 병. 죽음의 공포, 두근거림, 호흡 곤란, 현기증, 발한, 자율 신경 난조 등의 증상을 보입니다. 상태가 심해질수록 외출조차 두려워하게 됩니다.

우울증 ★★☆

대인 관계 고민이나 이별, 질병 등으로 강한 불안함이나 우울함을 만성적으로 느끼는 기분 장애입니다. 피로감, 수면 장애, 흥미와 의욕 상실, 답답함, 불안감, 초조감 등의 증상이 생깁니다.

● 구체적 증상 ●

☐ 밖에 나가기 귀찮다

☐ 밖에 나가기 무섭다

☐ 의욕이 생기지 않는다

신호가 나타나는 원인 > 외출하고 싶지 않거나 의욕이 일어나지 않는 상태는 누구나 경험할 수 있습니다. 우울한 기분, 사고력 및 집중력 저하 등의 증상이 함께 나타나기도 하지요. 이런 증상은 건강한 사람에게도 일시적으로 일어날 수 있으며 질병이 아닙니다.

그러나 우울감이 계속되고 증상이 심해진다면, 우울증이라는 질병으로 이어지기도 합니다. 우울증이 걸리면 뚜렷한 원인이 없는데도 우울한 기분이 가시지 않거나 살아갈 기력을 잃어 활동 능력이 저하됩니다. 심지어 자살 충동을 느끼기도 하지요. 사회 불안 장애 같은 공포성 불안 장애가 생겨 외출 자체에 두려움을 느끼기도 합니다.

셀프케어는 이렇게 > 매사에 의욕을 잃고 외출을 못 하는 상태가 오래 이어지거나 우울감, 불안감 등이 함께 나타난다면 우울증일 수 있으니 반드시 치료를 받아야 합니다.

또한, 사회 불안 장애와 같이 특정 사항이나 상황에 두려움을 느껴 외출이 고통스러워도 공포성 불안 장애나 공황 장애의 가능성이 있습니다.

조금이라도 힘들다고 느끼면 스스로 해결하려고 하지 말고 전문의를 찾아가시기 바랍니다.

✛ 알쓸건상 ✛ 눈의 피로는 '찬죽혈(눈썹의 안쪽 끝 부위를 눌렀을 때 우묵하게 팬 곳)'을 눌러 해소하세요.

7

감정 기복이
심하다

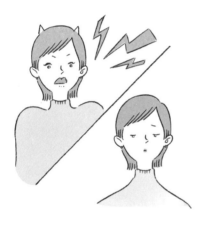

비정형 우울증 ★★☆

새로운 유형의 우울증. 감정의 기복이 심하고 즐거울 때는 기운이 나며, 과식, 과면, 초조감, 저녁부터 밤에 쉽게 우울감이 높아지는 등 기존의 우울증과 정반대의 증상이 나타납니다.

양극성 정동 장애(조울증) ★★☆

기분이 고양된 상태인 조증과 우울한 기분이 지속되는 울증 상태가 번갈아 가며 나타나는 정신 장애. 조증이 몇 개월 계속 이어지다가 울증에 빠집니다. 조증 시에는 자신감이 넘쳐 과대망상을 일으키며, 자존심이 강해 사소한 일로도 감정이 격해집니다.

● 구체적 증상 ●

☐ 갑자기 강한 불안감에 우울해진다
☐ 기분이 고양되면서 굉장한 힘이 있다는
  느낌이 든다
☐ 우울감과 고양감을 번갈아 느낀다

신호가 나타나는 원인 > 기분파라는 말도 있듯, 기분이 좋거나 다운되는 일은 누구에게나 일어날 수 있습니다. 물론 그 편차가 큰 사람도 있지요. 그러나 사회생활을 할 때 의사소통에 지장이 있거나 스스로 큰 고통을 느낀다면 우울증이나 양극성 정동 장애 등을 의심해 봐야 합니다.

특히 양극성 정동 장애가 오면 우울증에서 갑자기 조증으로 바뀌어 몇 개월간 기분이 고조된 상태가 이어지다가 다시 우울증으로 돌아가는 등의 증상이 반복되어 나타납니다.

조증 상태일 때는 텐션이 높고 기분도 좋아 병을 자각하기 어렵습니다. 그 때문에 재발을 반복하는 사이에 다음 발병까지의 기간이 짧아져 증상이 없는 시기가 적어질 수도 있습니다.

셀프케어는 이렇게 > 사회생활에 지장이 있거나 스스로 큰 고통을 느낀다면, 우울증이나 양극성 정동 장애일 가능성이 있습니다.

우울증에 걸리면 스스로 극복하기가 더 어려워집니다. 조금이라도 이상한 느낌이 든다면 부담 없이 의사와 상담을 하는 것이 중요합니다.

또한, 양극성 정동 장애는 의사의 적절한 치료를 받지 않으면 병세가 나빠지거나 사회생활에 지장이 생길 수 있습니다.

환자 본인이 고통을 느끼면서도 치료를 받고 싶어 하지 않아 하는 일도 많으니, 가족 등 주변 분들이 환자가 치료를 받을 수 있도록 도와주셔야 합니다.

✚ 알쏠건상 ✚ 우울할 때는 행복 호르몬 세로토닌을 만드는 트립토판이 풍부한 콩을 드세요.

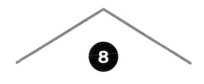

8

짜증이
난다

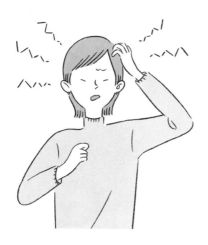

● 신호로 예측할 수 있는 병 ●

자율 신경 기능 이상 ★☆☆

자율 신경의 균형이 깨지면 심신의 여러 가지 불균형이 일어납니다. 초조감, 불안감, 우울감, 의욕 상실, 피로감, 두근거림, 나른함, 불면증 등의 증상이 나타납니다.

우울증 ★★☆

대인 관계 고민이나 이별, 질병 등 여러 가지 이유로 불안함이나 우울함을 만성적으로 느끼는 기분 장애. 피로감, 수면 장애, 흥미와 의욕 상실, 답답함, 불안감, 초조감 등의 증상이 생깁니다.

범불안 장애 ★★☆

근거 없이 최악의 미래를 상상하고 불안함을 느끼는 병. 불안감, 과민함, 초조감, 긴장감, 집중력 저하, 두통, 두근거림, 숨막힘, 떨림 등의 증상이 나타납니다.

● 구체적 증상 ●

☐ 일이 뜻대로 되지 않아 불쾌해진다

☐ 이유 없이 화가 난다

☐ 사소한 일에도 강한 불쾌함을 느낀다

신호가 나타나는 원인 > 짜증이란 사물이나 상황이 뜻대로 되지 않아 생겨나는 불쾌감을 뜻합니다. 강한 스트레스로 과민해지면 누구나 짜증을 내기 쉬워집니다. 원래 성격도 관계가 있지만, 일시적인 현상이라면 기본적으로는 문제가 없습니다.

하지만 사소한 일로도 자주 짜증이 나거나, 짜증이 심하게 나거나, 이유 없이 짜증이 나거나 한다면 마음에 문제가 있을 수도 있습니다. 불안감이나 우울감, 두근거림, 숨참, 불면, 침체, 의욕이 나지 않는 등의 증상이 함께 나타난다면 마음의 병이 있을 수 있습니다.

그 밖에 많은 마음의 질병에서 짜증 증세를 볼 수 있습니다.

셀프케어는 이렇게 > 일시적인 현상이라면 문제가 없습니다. 스트레스를 가능한 한 줄이고, 심신이 편안해지도록 휴식을 취하세요.

그러나 사소한 일로 자주 짜증이 나거나, 짜증이 심해졌거나, 이유 없이 짜증이 나거나 다른 증상이 함께 나타난다면 질병일 가능성이 있으니 의사의 진찰을 받아야 합니다.

불규칙한 생활, 만성 스트레스, 과로, 불균형한 식생활, 수면 부족 등으로 자율 신경 기능에 이상이 생기면 사소한 일에도 짜증이 치밀 수 있습니다. 올바른 생활 습관을 들여 자율 신경을 균형 있게 조절해 보세요.

✛ 알쓸건상 ✛ 시간이 없는 아침에는 삶은 달걀(단백질) 두 개를 드세요.

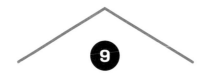

9

지나치게
과민해진다

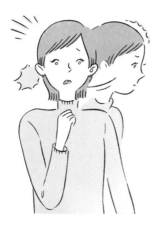

● 구체적 증상 ●

- ☐ 주위의 소리, 냄새, 빛이 너무 신경 쓰인다
- ☐ 다른 사람의 언동이나 감정이 너무 신경 쓰인다
- ☐ 주위의 시선이 신경 쓰인다

● 신호로 예측할 수 있는 병 ●

자폐 스펙트럼증, 아스퍼거 증후군(ASD) ★☆☆

뇌의 감정이나 인지와 관련된 부분에 장애가 일어나는 병. 사회적 소통이 잘되지 않거나 흥미의 범위가 치우치며, 감각 과민 또는 둔감 등의 증상이 나타납니다.

범불안 장애 ★★☆

근거 없이 최악의 미래를 상상하고 불안함을 느끼는 병. 불안감, 과민함, 초조감, 긴장감, 집중력 저하, 두통, 두근거림, 숨막힘, 떨림 등의 증상이 나타납니다.

적응 장애 ★★☆

취업이나 이혼, 질병 등 생활 변화로 스트레스를 받아 환경에 적응하지 못하는 병. 우울감, 불안감, 초조감, 무기력감, 두근거림, 현기증, 권태감 등이 나타납니다.

외상후스트레스장애(PTSD) ★★☆

사고나 재해 등이 원인인 정신적 외상. 사건 직후 6개월 이내에 발병하며, 공포나 감각의 재체험, 공황, 신경과민, 강한 경계심 등의 증상이 나타납니다.

신호가 나타나는 원인 > 신경이나 감각이 지나치게 예민해지는 과민 증상은 불안, 공포, 강한 스트레스 등을 느껴 자율 신경의 균형이 무너진 탓에 교감 신경이 우위를 점하며 생깁니다.

인구의 약 20% 정도가 HSP(Highly Sensitive Person: 매우 예민한 사람)라는 기질을 가졌다고 알려져 있습니다. 해당 기질의 소유자는 자극에 민감하고, 쉽게 피로해지며, 사고방식이 복잡하고, 깊이 생각한 후에 행동하며, 사람의 기분에 공감하고 휘둘리기 쉽다는 특징이 있습니다. 살기 힘들다고 느끼는 사람도 많지만, 병은 아닙니다.

과민 증상을 일으키는 질병으로는 범불안 장애, 적응 장애, 외상후스트레스 장애, 자폐 스펙트럼증, 아스퍼거 증후군 등이 있습니다.

셀프케어는 이렇게 > 강한 스트레스와 불안, 공포 등으로 교감 신경이 부교감 신경보다 우위를 점하면 오감이 민감해질 수 있습니다. 그때는 우선 심신을 편안히 쉬게 하고, 스트레스와 불안의 원인을 가능한 한 제거하도록 노력하세요.

부교감 신경을 교감 신경보다 우위로 두는 방법으로는 복식 호흡, 몸을 따뜻하게 하기, 마사지하기, 명상 등이 있습니다.

오감의 과민 증상 외에 사람의 언동이나 감정, 시선이 신경 쓰이는 등 사회생활에서 고통을 느낀다면 마음의 질병일 가능성이 있습니다. 꾹꾹 눌러 참지 말고 일단 의사와 상담해 보세요.

+ 알쓸건상 + 몸속 장기나 손발이 차가워지면 마음이 예민해져 불안 장애가 생길 수도 있습니다.

10

쉽게
흥분한다

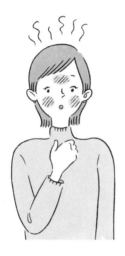

● 신호로 예측할 수 있는 병 ●

조현병 ★★☆

대뇌피질에 장애가 생겨 말이 두서없어지고, 피해망상, 과대망상 등의 증상이 나타납니다. 환청으로 자신의 소문, 남이 하는 욕설이나 명령 등을 듣기도 합니다.

양극성 정동 장애(조울증) ★★☆

기분이 고양된 상태인 조증과 우울한 기분이 지속되는 울증 상태가 번갈아 가며 나타나는 정신 장애. 조증이 몇 개월 계속되다가 울증에 빠집니다. 조증 시에는 자신감이 넘쳐 과대망상을 일으키며, 자존심이 강해 사소한 일로도 감정이 격해지곤 합니다.

● 구체적 증상 ●

☐ 갑자기 기분이 고양되어 충동적으로 행동한다

☐ 갑자기 몹시 흥분한다

☐ 소리를 지르기도 하고 날뛰기도 한다

신호가 나타나는 원인 〉 흥분 증상은 주로 양극성 정동 장애나 조현병에서 나타나는 증상입니다.

양극성 정동 장애는 조증 상태가 되면 갑자기 기운을 되찾고, 자신이 무엇이든 할 수 있다는 생각에 기분이 고양되거나 흥분해서 충동적으로 행동하기도 합니다.

조현병에서는 전조기(잠을 잘 수 없게 되거나, 소리에 민감해지는 등)를 지나 급성기(불안감이나 긴장감이 강해지거나, 환각이나 망상, 알 수 없는 행동을 하는 등)에 들어가면 난폭해지거나, 고함을 지르거나 하는 흥분 증상을 보입니다.

셀프케어는 이렇게 〉 스스로 통제할 수 없는 흥분은 마음의 병이 원인일 수도 있습니다.

양극성 정동 장애나 조현병은 흥분 증상 외에도 환각이나 망상 등 환자를 괴롭히는 증상이 많이 나타납니다. 그럴 때는 무리하지 말고 의사의 진단을 받아 보세요.

또한, 주변 분들도 위화감을 느낄 만한 일이 있다면 의사의 진찰을 받도록 환자에게 권유하세요. 주변 분들의 도움도 무척 중요합니다.

＋ **알쓸건상** ＋ 콧노래는 폐 나이를 젊어지게 합니다.

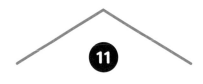

11

갑자기
눈물이 난다

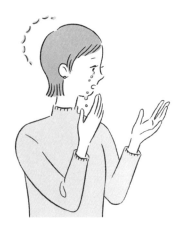

● 구체적 증상 ●

☐ 이유도 없이 눈물이 난다
☐ 사소한 일에 눈물을 흘린다

● 신호로 예측할 수 있는 병 ●

범불안 장애 ★★☆

근거 없이 최악의 미래를 상상하고 불안함을 느끼는 병. 불안감, 과민함, 초조감, 긴장감, 집중력 저하, 두통, 두근거림, 숨막힘, 떨림 등의 증상이 나타납니다.

우울증 ★★☆

대인 관계 고민이나 이별, 질병 등으로 강한 불안함이나 우울함을 만성적으로 느끼는 기분 장애입니다. 피로감, 수면 장애, 흥미와 의욕 상실, 답답함, 불안감, 초조감 등의 증상이 생깁니다.

인격 장애 ★★☆

행동이나 인지의 척도가 일반인과 동떨어져 사회생활에 장애가 있는 병. 정서 불안, 충동적 행동, 공허감, 답답함, 자기 파괴적 행동, 가까운 사람에게 보이는 강한 의존성 등이 나타납니다.

외상후스트레스 장애(PTSD)
★★☆

사고나 재해 등이 원인인 정신적 외상. 사건 직후 6개월 이내에 발병하며, 공포나 감각의 재체험, 공황, 신경과민, 강한 경계심 등의 증상이 나타납니다.

신호가 나타나는 원인 >　　　　갑자기 눈물이 나거나 슬픈 기분이 드는 이유는 정서가 불안정해져서입니다.

불규칙한 생활이나 스트레스가 많은 생활을 하다 보면 만성적으로 자율 신경의 균형이 무너져 정서 불안정을 일으키기 쉽습니다.

정서 불안 상태가 오래 이어지거나 일상생활에도 지장이 생긴다면 우울증, 범불안 장애, 양극성 정동 장애, 조현병, 인격 장애 등 마음의 병을 의심해 볼 수 있습니다.

셀프케어는 이렇게 >　　　　정서 불안은 교감 신경이 흥분해 생겨나는 증상이므로 심호흡(복식 호흡)을 해서 부교감 신경을 교감 신경보다 우위로 끌어올리세요. 심신을 편안하게 해 주어야 합니다. 또한, 자율 신경의 균형을 유지하는 일도 매우 중요합니다.

아무리 해도 제어할 수 없는 정서 혼란은 마음의 병이 원인입니다. 힘들다면 참지 말고 의사와 상담해 보세요.

✛ 알쓸건상 ✛　　두통이 생기면 가볍게 샤워만 하세요. 욕조 목욕을 하면 혈액 순환을 촉진해 두통이 더 심해집니다.

부정적인 사고에서 벗어나고 싶다면 '마음'이 아니라 '몸'을 움직이세요.

신체 심리학에서 '머리'는 '마음'의 영향을 받고, '마음'은 '몸'의 영향을 받는 것으로 나타났습니다. 마음으로 느낀 것을 머리로 생각해 지우기는 어렵다는 의미라고 할 수 있지요.

그러니 여러분이 부정적인 사고에서 벗어나고 싶다면, 꼭 '몸'을 움직이세요. 운동 및 일광욕을 하면 행복 호르몬인 세로토닌이 분비됩니다. 세로토닌의 95%는 장내에서 만들어지니 발효 식품을 섭취해 장내 환경을 건강하게 조성하는 것도 중요 포인트입니다. 세로토닌의 원료인 트립토판을 함유한 식품(콩 식품, 생선, 고기, 유제품, 토란, 키위, 바나나 등)을 적극적으로 섭취하면 세로토닌의 분비는 더욱 활발해집니다. 탄수화물과 비타민 B6를 함께 드시면 전환 효율까지 높일 수 있어요. 치유 호르몬인 옥시토신을 분비하는 '옥시토신 터치'도 효과적입니다. 팔뚝이나 얼굴 피부에는 1초에 5cm의 속도로 부드럽게 만지면 활성화하는 C군 신경 섬유가 있습니다. 따라서 천천히 피부를 쓰다듬듯이 마사지하면 부교감 신경이 교감 신경보다 우위를 점해 행복 호르몬인 옥시토신 분비를 촉진합니다.

부정적인 생각에 사로잡힐 때는 아침 산책 같은 가벼운 운동을 해 주시고, 옥시토신 터치와 세로토닌을 늘리는 음식을 섭취해 뇌를 행복하게 해 주세요.

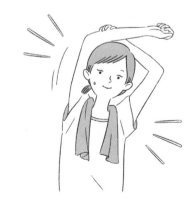

참고 문헌·사이트

- 『지치지 않는 대백과』 구도 다카후미
- 『걸리지 않는 대백과』 구도 다카후미
- 『HEALTH CARE DICTIONARY 의사가 알려 주는 여성의 올바른 부조(不調) 케어 대전』
- 헬스케어 대학 저, 구도 다카후미 외 감수
- 『여자 40세부터 '몸 컨디션에 문제가 있다고' 느낄 때 읽는 책』 기무라 요코
- 『질병과 증상을 알 수 있는 사전 개정 신판』 와다 다카시

- 공익사단법인 일본구강외과학회 구강외과 상담실

  https://www.jsoms.or.jp/public/soudan/kouku/kuroku/
- 공익사단법인 일본정형외과학회 어깨결림

  https://www.joa.or.jp/public/sick/condition/stiffed_neck.html
- 일본임상외과학회 「토혈-하혈이란?」

  http://ringe.jp/civic/toketsu_geketsu/toketsu_geketsu_01.html
- 독립행정법인 의약품 의료기기 종합기구 「말초 신경 장애」

지은이
구도 다카후미

일반의. 후쿠오카대학 의과대학을 졸업하고 아일랜드, 오스트레일리아에서 유학한 뒤 현재는 후쿠오카 미야마시 구도 내과에서 지역 의료를 맡고 있다.

주요 저서로 『지치지 않는 방법 대백과』, 『컨디션이 좋지 않을 때의 생약과 한약』, 『혈당치를 내리는 방법』, 『살금살금 빠지는 한방 다이어트』, 『1일 1잔-다이어트 육수』 등이 있다. NHK, 니혼TV 등 여러 방송 프로그램에 출연했다.

집필 협력
구도 아키

일반내과의로 지역 의료에 종사하는 한편, 소화기내과의로서 장내 세균에 정통하여 장과 균 활동성을 높이는 다이어트, 피부 미용, 노화 예방 등에 힘을 기울이고 있다. 또한 '식물 유래로 내면부터 아름답게'라는 모토로 하는 이너 보태니컬(inner botanical) 연구의 일인자로 주목받고 있다. 장·피부 미용 평론가로 NHK, 후지TV 등에 출연했으며 저서로 『몸을 정돈하는 수요일의 한방』 등이 있다.

옮긴이
최현주

일본 요코하마국립대학을 졸업했으며, 시사일본어학원, 시사일본어사, 대교 등에서 근무했고, 한국보건복지인력개발원 의료 통역 전문 과정 및 의료 통역 강사 심화 과정을 수료했다.

『죽을 때까지 건강하게 사는 법』, 『일본 취업 베테랑-IT편』, 『지금이 참 좋습니다』, 『준비물이 필요 없는 생활 속 수학 레시피 36』, 『분수가 풀리고 도형이 보이는 수학 이야기』, 『너는 왜 그렇게 푸니?』 등 의료와 교육에 관한 다수의 글을 번역 및 집필했다.

몸이 예전 같지 않아, 나만 그래?

초판 1쇄 인쇄 2022년 6월 1일
초판 1쇄 발행 2022년 6월 10일

지은이 구도 다카후미
집필 협력 구도 아키
그린이 omiso
옮긴이 최현주
발행인 김태웅
책임편집 양정화
표지 디자인 [★]규
내지 디자인 마인드윙
마케팅 총괄 나재승
제작 현대순

발행처 ㈜동양북스
등록 제2014-000055호
주소 서울시 마포구 동교로22길 14 (04030)
구입 문의 전화 (02)337-1737 팩스 (02)334-6624
내용 문의 전화 (02)337-1734 이메일 dymg98@naver.com

ISBN 979-11-5768-807-4 (03510)